医者は知らない！認知症介護で
倒れないための55の心得

陪伴失智媽媽55則照護筆記

醫生無法教的照護方案，真實日本上班族離職照護失智媽媽的親身經驗分享。

工藤廣伸——著
游韻馨——譯

目錄

前言 改變自己，與失智家人相處 10
心得00——患者不是有意的，是失智症讓家人變了樣！ 18

第1章
與失智者相處的祕訣與心法

心得01——出題者會影響失智測驗結果 22
心得02——判定照護需求等級的回診日，家人一定要陪同 24
心得03——利用「興趣・關心度檢測表」找出失智患者的嗜好 27
心得04——若必須照顧自己最討厭的家人，該如何面對？ 31
心得05——轉化「負面」妄想 34
心得06——媽媽重複購買同樣東西時，我的處理方法 39
心得07——我對媽媽三年不洗澡的看法 42

心得08 多說好話，讓失智家人動起來 46
心得09 習慣，是所有照顧者的最強處方箋 51
心得10 不安的心理是重複說同一件事的原因 55
心得11 我很羨慕出現「徘徊」症狀的失智患者 59
心得12 照顧者若置之不理，照護與看護的品質就會低落 64
心得13 忘記今天星期幾也無須氣餒 66
心得14 不要改變失智家人使用的日用品與所處環境 68
心得15 立刻擺脫焦躁狀態的方法 70
心得16 照顧失智家人時如何運用ＰＤＣＡ循環平息怒氣 76
心得17 無須理會抱怨「照護很辛苦」的人，多聽「願意想辦法解決問題」的人怎麼說 80
心得18 失智照護不是「心技體」而是「體技心」 86
心得19 全家人一起擬定照護計畫 90

心得20——找到自己推崇的失智症醫生與照護員！ 93
心得21——一定要知道的「實證醫學」與「敘事醫學」 97

第2章 失智症的好用物品

心得22——椰子油可以改善失智症？ 102
心得23——你如何看待「健康食品」？ 108
心得24——如何確認該項藥品或健康食品確實有效？ 111
心得25——利用「照片」延緩失智症的發展 113
心得26——D Free便便警告器 119
心得27——善用科技，提高家屬對失智家人的關心度 123

第3章 失智患者與社會連結

心得28——年輕時的「工作」最能撼動失智患者的心 128

心得29——罹患失智症的美髮大師在異地開設髮廊的勵志故事 130
心得30——「往日工作」的記憶可對抗所有疾病，重拾健康 137
心得31——做出全世界獨一無二的料理，媽媽的無限潛力 140
心得32——與其增加照顧機構，讓失智患者辛勤工作的舞台更重要 148

第4章 照顧者的「工作」與「離職」

心得33——讓照顧者持續工作的重要性 152
心得34——「NEXT求職誌」前主編闡述照護與工作之間的關係 155
心得35——如果每次面試都說「上次離職是為了照護家人」，結果將會如何？ 159
心得36——請寬容對待就業空窗期！ 162
心得37——掌握業界最新型態，讓你兼顧照護與工作 165
心得38——離職時要掌握的不是「現金」而是「現金流」 168
心得39——上班族一定要認真思考四十歲以後的第二職涯 170

第5章 解決照顧者內心煩惱與苦悶篇

心得40　誰才能徹底解決失智照護面臨的困境？　178
心得41　照顧者會找到最適合的答案　181
心得42　寫下失智照護煩惱的三大好處　183
心得43　照顧者才是失智症專家！　188
心得44　失智照護者須留意「同情疲勞」　192
心得45　了解媒體對於失智照顧者的報導角度也很重要　195
心得46　讓失智照護者痛苦的三大枷鎖　198
心得47　看不見終點時為自己設立一個短期目標　201
心得48　失智者的「純真個性」　203
心得49　照顧者最重要的意義就是「陪伴」　207
心得50　長命百歲的盡頭是「失智症與欣快症」　209

心得51　從「超越老化理論」理解老人的想法　212
心得52　思考失智症與安樂死議題　216
心得53　從這個角度看，失智者是幸福的　221
心得54　「努力活在當下」有效揮別不安　224
心得55　照顧失智家人才能感受到的「人生幸福感」　227
結語　下一個目標是「在家實踐安寧照護」　229

前言

改變自己，與失智家人相處

「外界明明有這麼多與失智症有關的資訊，為什麼無法解決照顧者的煩惱？」自從開始照顧家中長輩，這個問題一直讓我百思不得其解。

醫生與專業照護員會指導照顧者各種解決方法，但還是無法解決照顧者的問題。即使他們互相討論、積極參加各種聚會，或請教照護管理師，盡了一切努力仍無法擺脫困境。

有些照顧者甚至認為，這些問題唯有失智家人離世才可能解決。

我自己照顧失智家人已邁入第四年，當然，我也遇到許多問題。事實上，我的問題一點也不嚴重，完全不妨礙我照顧家人，還能「若無其事」地照常生活。各位可能認為我的母親照護需求等級只有一，屬於輕度失智症，不太需要照顧。

我要強調照顧失智患者時，不是照護需求等級高就很辛苦，照護需求等級低就很輕鬆。生活在什麼樣的環境之中，例如醫院、失智症安養機構或選擇居家照護等，以及照顧者抱持什麼樣的心態面對失智家人，都會嚴重影響照顧的困難度。照顧失智家人有以下兩大重點：

神奈川縣川崎市的川崎幸診所院長杉山孝博醫生，在其提倡的「減輕照顧者的辛勞！充分理解失智症的九大法則之第一原則」中，提出了作用與反作用力法則。他認為：「失智家人是反映照顧者情緒的鏡子。」

換句話說，**失智家人會直接感受到照顧者的情緒**。這是第一個重點。

第二個重點則是前岩手醫科大學神經內科醫生高橋智先生說的這句話：「**改善失智症周邊症狀的解決之道，三成來自藥物療法，七成須靠非藥物療法。**」

失智症的非藥物療法包括音樂療法，或在照顧機構從事娛樂活動等。多關心失智家人，增加與其相處和聊天的時間也是方法之一。總的來說，有七成屬於無法具體化的治療方法。三成的藥物療法是很重要的前提條件，不過，也有不少個案因為服用的藥物不合，反而病情加劇。

從照顧者的觀點提供解決方案

如同先前所介紹的，我希望能該從「失智患者是照顧者的鏡子」、「治療失智症有比藥物更重要的療法」這兩大重點，改變照顧者的心態與想法，穩定失智患者的病情，減輕照顧者的負擔。這是本書期望達成的目標。

此外，這個世界上沒有完全相同的失智照護個案。

患者本身的症狀和家庭狀況各有不同，在收集完相關資訊後，各位一定要以自己的方式篩選應變，才能解決目前面臨的問題。

話說回來，關於照顧者的「心態」這個問題，儘管失智症的類型與病情狀況不同，但還是有許多共通點。我是一名現役的照顧者，我很理解照顧者的心情。除了藥物和一般的失智照護之外，還有許多可讓照顧者更輕鬆的祕訣。

有些人罹患的是阿茲海默型失智症，有的則是路易氏體失智症（編按：Dementia with Lewy Bodies，DLB。是退化性失智症中僅次於阿茲海默症，第二常見的失智症。除了認知功能障礙，也會出現身體僵硬、手抖、走路不穩、重複無法解釋的跌倒與精神症狀。），病情還有輕度、高度（重度）之分，各位在閱讀本書時，或許會考量自己的現況需求。如果可能，我希望各位將心態歸零，拋開所有考量，以空杯的心態閱讀本書。

每天忙著照顧失智家人，沒有機會喘息的讀者，我也希望你能藉由本書放鬆心情，以輕鬆的態度面對自己的內心世界。此外，我的前一本書《照護失智家人的五十四個不後悔心得》（廣濟堂出版）是以選擇醫院的方法、利用人際關係建立照顧機制等為主題提出建言，提供各位參考。

從失智症測驗結果回顧病情發展

我的媽媽是在六十九歲的時候首次接受失智症心理測驗。當時她被診斷為阿茲海默型失智症，支援需求等級一；如今醫生認為她罹患的是皮克氏病（編按：

Pick's disease，PiD，為一種漸進性痴呆。），照護需求等級一。醫生判定照護需求等級三的奶奶，則是在八十九歲的時候首次（也是唯一一次）接受測驗。滿分三十分，我的奶奶只拿五分，算是偏重度阿茲海默型失智症（九十歲逝世）。

第一年我的媽媽做了好幾次測驗，不過，研發「改訂長谷川式簡易心智量表」的長谷川和夫醫生，在演講會上表示每年做一次測驗即已足夠，所以媽媽現在每年只做一次。得分低於二十分者，很可能罹患失智症。但我媽媽得分高於二十分，卻出現明顯的失智症症狀。

一般來說，六十九歲罹患失智症的機率約為百分之一點五，儘管機率很低，但我媽媽還是發病了。年紀輕輕罹患失智症，照理說病症發展速度應該很快，但根據測驗結果，三年來都維持一定的分數。主治醫生也說，按照我媽媽的發病年齡和罹病三年的時間來看，可說是非常樂觀。

媽媽服用治療失智症的藥物（利憶靈、穩他眠）後，經常出現情緒興奮或嗜睡等副作用，因此她服用藥物的時間，前後加起來不超過兩個月。

此外，河野和彥醫生（名古屋森林診所）在其提倡的河野療法中，建議服用以米糠製成的健康食品「Feru-guard 100M」與「Feru-guard B」。患者可在醫生介紹下購買「Feru-guard」服用。

我媽媽平時一個人住，每週有兩天前往日間照顧中心，還有家訪照服員幫忙處理倒垃圾等家務。復健師每週也會到家裡一次，協助媽媽復健。隔週還有家訪護士造訪。媽媽罹患了一種罕見疾病，名為「進行性神經性腓骨肌萎縮症」。這種病會造成手腳肌肉逐漸萎縮，她現在走路很不方便。

失智症常見的症狀包括重複說同一件事、不洗澡、隨時隨地打電話給別人、半夜失禁、出現虛談症狀、說人壞話、重複購買同一樣物品、無法自行服藥、冰箱堆滿腐敗食物、幻想自己的東西被偷了等等。

我冷靜分析自己媽媽這三年來病情穩定的原因，我認為河野療法是失智症療法中最好的，所以很早就讓媽媽接受河野療法，這就是首要因素。

此外，我也努力研究如何與失智家人相處，和全家人一起學習，並在短時間內實踐。就失智症相關醫療與專業的照護知識而言，我遠遠比不上專業醫師和照護員。我照顧過兩種不同類型的失智患者（奶奶和媽媽），三年來勤懇勤勉地照顧失智家人，並在部落格持續發表與失智症有關的觀念與想法。

我對自己做的事有信心。若以一張四百字的稿紙來計算，從過去到現在我所發表的文章，差不多超過兩千張稿紙。在本書的最後，我將與各位分享持續在部落格發表文章的重要性，這件事與正在照顧失智家人的各位息息相關。

為了發表文章，我必須持續收集資料，每天都要學習。但我學習絕對不是因為背負著使命感，而是因為我做得很開心。我希望部落格的讀者都能在我的園地有所「察覺」，從我與媽媽平常的生活互動中感受到啟發。

為了達成這個目標，我每天都很努力，抱持旺盛的好奇心，凡事都要追根究柢，絕不辜負各位的期待。雖然我發表的文章裡，仍有證據不足或科學尚未證實之處，**但失智症無法仰賴科學實證的藥物治癒，光靠教科書上寫的失智症照顧**

媽媽與奶奶的改訂長谷川式心智量表測驗結果演變（3 年內）

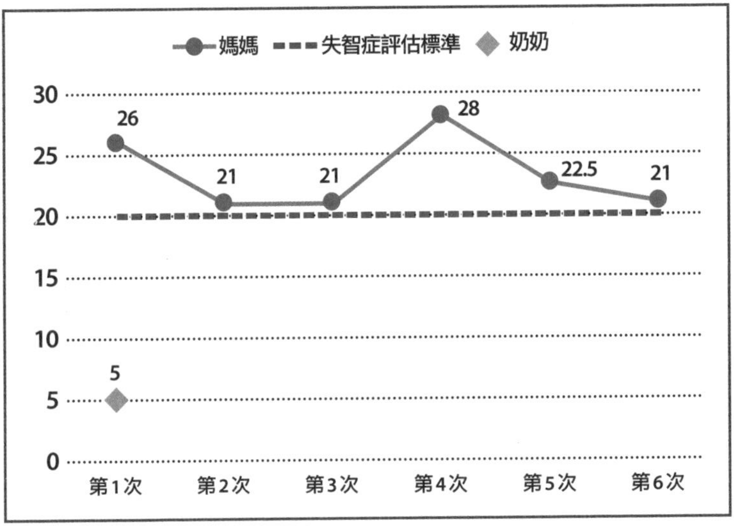

法，也會遇到許多挫折。

只要是我親自實證且成功的經驗就是答案。

「想要改變別人的心很難，但改變自己很簡單。」

無論是不是失智患者，都很難改變他人的心。

不過，我們可以改變自己，也就是照顧者的心。我將從有別於醫生和專業照護員的觀點，協助各位照顧自己的失智家人。衷心希望各位能從我無數的失敗經驗中，得到答案與幫助，這是身為作者最大的榮幸。

0 患者不是有意的，是失智症讓家人變了樣！

我的奶奶罹患子宮頸癌又大腿骨折，前後住了四家醫院，終於在九個月後返家療養。當時我的媽媽已經罹患失智症，有一天，媽媽與臨時來家裡幫忙的居家服務員喋喋不休地說話，奶奶被吵煩了，一氣之下大吼：「你們吵死了！」

媽媽立刻閉嘴，現場氣氛瞬間凝結。我忍不住想，這或許是行將就木的奶奶，最後一次對我們說教了。我看著很久沒發威的奶奶，心中想著：「奶奶絕對不是有意的，是失智症讓她說出這樣的話。」

「問題不在於奶奶，我事後的處理方法才是關鍵。」

當初醫生宣告我奶奶只剩半年壽命，那個時候早已超過半年。人都有憐憫之心，對於垂暮老人較為寬容，但我認為若能隨時隨地秉持這樣的想法，許多衝突自然迎刃而解。如果平時就被罵好幾次「你們吵死了」，相信被罵的人一定會出言反擊。

照顧失智家人的生活原本就很辛苦，相信各位也經常控制不住情緒，與家人吵架、出手拉扯，甚至口出惡言。發生衝突之後，你是否也後悔自己太衝動，不該放任情緒？不只是後悔，還厭惡自己。

你是否想過，你為什麼會後悔，厭惡自己？

那是因為你討厭的是失智症這個病，而不是罹患失智症的人。如果你真的是個壞心腸的人，你的心會充滿憎恨，不可能後悔，更不會厭惡自己。就算逃避照顧責任，也不會有罪惡感。

話說回來，會買這本書來看，代表你的心並不壞。正因為你的心很軟，才會感到煩惱。照顧者的心情是很複雜的，各種情緒與想法交纏糾葛，因此本書也將深入面對照顧者的內心世界。

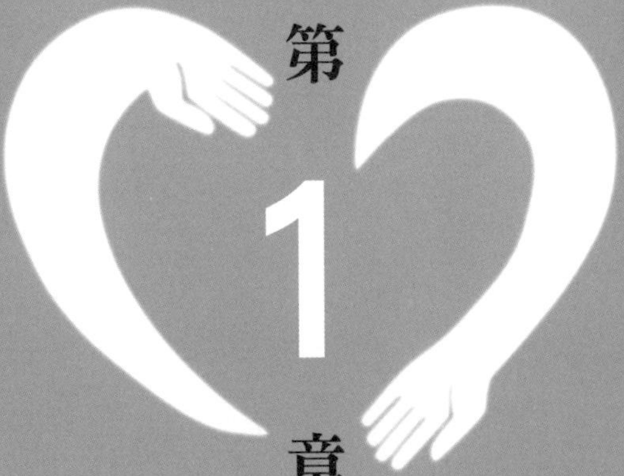

第1章

與失智者相處的祕訣與心法

重複購買同樣東西時，我家的因應方法

本章將詳細介紹照護時與失智患者互動的方法。

1 出題者會影響失智測驗結果

當失智患者接受失智測驗時，各位照顧者都在做什麼？

我會靜靜待在媽媽身邊，「彷彿自己不存在」似地聽醫生出題。

為什麼要假裝自己不存在？因為若是媽媽知道兒子在自己身邊，就會忍不住問：「阿廣，現在是幾月？」想從我這裡知道問題的答案。所以我會像透明人一樣在旁邊聆聽，不破壞醫生、護士和失智患者的情緒。

有些護士會向媽媽提示答案，有些醫生問問題時口氣很平淡。

事實上，醫生與護士給人的感覺，例如表現出溫和或緊張等情緒，都會影響測驗結果。我認為不只是測驗結果的得分高低，回答問題的狀態也要考慮在內。

以絕佳狀態勇奪二十分，與護士拚命暗示才得八分，這兩個數字代表的意義截然不同。仔細觀察就能找出數字代表的狀態。

此外，我也會注意媽媽答錯哪些問題。媽媽在回答年齡、日期、場所時出錯；不過，在回答其他問題時，又能很快地說出正確答案。

媽媽之前做過的六次測驗，我都在一旁聆聽，發現她每次都錯同樣問題，這個結果讓我放下心來。基本上醫生問的每個問題都有意義，因此若出錯的問題不同，代表她的病情可能出現變化。

醫生看過無數病患，很清楚答案紙上的分數代表的意義，卻很難顧及臨場的情緒反應。此時，陪同前往的家人可以發揮很大的力量，在一旁觀察所有人的情緒反應，還能記住失智家人的答案。

不管分數好或不好，我都平常心看待。有時候測驗結果會拿來判定病人是否需要照護，在這種情形下，失智患者會在醫生面前特別表現，得到比以往都好的分數。但也有可能剛好遇到患者狀況很差，影響測驗結果。

有鑑於此，不要為了檢測的分數感到難過或是憂慮，從失智測驗的內容來解讀才是最重要的。

2 判定照護需求等級的回診日，家人一定要陪同

判定照護需求等級是一門專業，必須經過電腦分析與專家解讀才能判斷患者是否需要照顧，與需要何種程度的看護服務。從支援需求一到照護需求五，總共分成七個等級。這個時候，照顧者一定要在一旁陪同。

照護需求認定會影響患者的評定結果，一個不小心，患者很可能無法受到完善照顧，因此照顧者一定要陪同。

不瞞各位，我媽媽第一次接受照護需求認定時，我在東京工作無法陪同。後來認定調查員打電話給我，跟我說：「令堂情況良好，完全沒有失智症狀。」

前一陣子我媽媽也接受了照護需求認定的測驗，沒想到她這次竟然答對了自己的年齡，上次答對已經是兩年前了。不僅如此，她還一直跟認定調查員說「我

可以」、「我做得到」，拚命強調自己的狀況很好。為了顧及媽媽的面子，只能暗地裡向認定調查員使眼色或揮手，否定媽媽的說法。

知名演員樹木希林女士在宣傳失智症治療的電視廣告中，曾經說過這句台詞：「我在老公面前都表現得特別好。」我媽媽就是這樣，在認定調查員面前特意表現，只給對方看自己最好的一面。

我很了解自己的媽媽，一眼就能看穿她在說謊，可是認定調查員只與我媽媽相處幾分鐘，我媽媽說的每一句話，他都會當真。關於這一點，我將在心得四十三詳細說明。若認定調查員輕信我媽媽說的話，認為她「凡事都能自己做」，就會判定我媽媽的照護需求很低，使她無法受到必要照顧。

因此，**最了解失智患者的照顧者必須在一旁陪同，向認定調查員說明患者的「真實」生活，這一點至為關鍵**。

目前有許多提供照護諮詢的網站，幫助各位做好事前對策，主打安心照護的「白鬍子醫生幫助你！照護需求認定檢測」（http://ansinkaigo.jp/kaigodocheck/）網站就是很好的諮詢對象。加入會員完全免費，成為會員之後，就能進行檢測模擬。此外，網站也貼出認定檢查表的提問內容，各位可以事先預習。若覺得用說的無法說明清楚，不妨將患者平時的狀況寫下來，交給認定調查員。

日本如何申請照護需求的認定結果

患者家屬可向市區町村主管單位申請認定調查結果。進行照護需求認定檢測時，認定調查員會依照移動、排泄、是否能清楚表達意思等項目，判斷患者「做得到或做不到」，患者家屬可從認定結果看到答案。此外，家屬也能請主治醫生開立主治醫生意見書，但若是醫生不願開立，想要申請就會變得比較困難。

申請方法有兩種。第一種是帶著失智家人前往市區町村的照護保險課申請，若不方便前往，也能請照護保險課派員來家中處理。

另一種方法則是委託照護管理師處理。由於各市區町村的申請手續不同，請上網搜尋「照護保險認定調查結果　〇〇區（市）　申請」。若平時不上網，也能打電話到各市區町村公所的照護保險課詢問。

每個人申請認定結果都有自己的用意，例如不服認定結果，或是想比較過去與最新的認定結果，建議根據自己的需求多方嘗試。

3 利用「興趣．關心度檢測表」找出失智患者的嗜好

我媽媽的手腳有肌肉萎縮問題，每週需要復健一次，基本上以步行訓練和增

加手腳可動範圍的訓練為主。不過，光靠復健還是不夠。我希望給媽媽的生活帶來不同刺激，讓她盡到社會責任，於是找了職能治療師諮詢，實施「提升生活行為的日常管理」。

根據日本職能治療師協會的統計數據，使用這個方法一年後仍能維持患者的QOL（Quality of life）生活品質，又稱生活質素，即為是否能維持一定程度的生活水準或感到幸福的評量標準。

具體而言，職能治療師會先了解患者本身和家屬希望從事的日常活動，設定目標後，予以評估修正，同時將結果分享給照護管理師與其他照護人員。「興趣・關心度檢測表」是實施這項日常管理的重要依據。

只要上日本職能治療師協會的官網即可找到這張檢測表，裡面列出幾項生活行為，並分成「正在做」、「日後想做」、「有興趣嘗試」等選項，家屬可根據患者狀況，在符合患者現況的欄位中畫圈。

這張檢測表有許多用途，其中之一是可幫助家屬找出失智家人潛在的興趣與平時重視的事情，例如想畫畫、想當志工、想自己去廁所、想一個人洗澡等，這些家屬不容易察覺的一面。

以我家為例，職能治療師在日間照顧中心給了我們這張檢測表。媽媽常去的日間照顧中心沒有固定娛樂，患者必須主動提出自己想做的事。做完檢測表後，我發現媽媽最喜歡料理，她很想做菜，因此向日間照顧中心提出申請，希望能將做菜列入復健菜單中。

照顧者很容易將焦點放在失智家人「做不到」的事情上，只要仔細聆聽，就會發現對方「想要嘗試」的事情。

為了讓失智家人過得更精彩，擺脫照顧者的限制，各位不妨讓自己的失智家人做一次「興趣・關心度檢測表」。

做完後請諮詢照護管理師，尋找可實現患者願望的照顧中心或社福機構。讓患者也可以保有自己想做的事情。

興趣‧關心度檢測表

姓名：＿＿＿＿＿＿ 年齡：＿＿＿歲 性別（男‧女）檢測日期：＿＿年＿＿月＿＿日

請根據生活行為圈出符合現況的描述，如目前已經在做，請在「正在做」的欄位中畫〇；現在沒做但以後想做，請在「日後想做」的欄位中畫〇；不管現在是否在做，也不論是否有能力做，只要是感興趣的生活行為，請在「有興趣嘗試」的欄位中畫〇；若以上三者皆不符合現況，請在「正在做」的欄位中打×；若有表中未列出的生活行為，請在空白欄位中自行填寫。

生活行為	正在做	日後想做	有興趣嘗試	生活行為	正在做	日後想做	有興趣嘗試
自己上廁所				生涯學習、歷史研究			
自己洗澡				閱讀			
自己穿衣服				創作俳句			
自己吃飯				學習書法、習字			
刷牙				畫畫、寫信			
整理服裝儀容				打電腦、使用文字處理器			
想睡就睡				攝影			
打掃、整理家裡				電影鑑賞、看舞台劇、聽演奏會			
做菜				學習茶道、花道			
購物				唱歌、唱 KTV			
維護居家環境、打理庭院				聽音樂、演奏樂器			
洗衣服、摺衣服				玩將棋、圍棋			
騎自行車、開車				從事體操、運動			
搭乘電車或公車出門				散步			
照顧孫子或孩子				從事地面高爾夫球、游泳、網球等運動			
照顧動物				跳舞、傳統舞蹈			
和朋友聊天、出去玩				欣賞棒球、相撲比賽			
與家人親戚團聚				賽馬、競輪、競艇、柏青哥			
約會、與異性交流				打毛線			
去居酒屋				裁縫			
擔任義工				務農			
參加地區活動（社區居民自治組織、老人社團）				從事支薪工作			
參加進香團、宗教活動				旅行、泡溫泉			

提升生活行為的日常管理

4 若必須照顧自己最討厭的家人，該如何面對？

我的第一本書問世後，不少讀者寫信給我，跟我說：「雖說讚美是最好的藥物，但我真的做不到。」令我頗感意外。

稱讚或鼓勵可以幫助患者打開自己的心房，了解自己還是可以對他人有所幫助，有助患者提升自我肯定。獲得讚美不但可以讓患者心情變好，也會增加患者努力生活的意願。

我從小就跟媽媽感情融洽，從來不吵架，可以真心地讚美對方。

但如果是從小感情不好，大小爭執不斷，自己最討厭的爸爸（或媽媽），或許就很難和顏悅色地稱讚對方。

此外，我雖然跟媽媽感情融洽，但與已經過世的奶奶相處不睦，經常爭吵。

我的奶奶很計較金錢，還記得我滿二十歲的時候，有一天她突然拿出一個筆記本對我說：「這是你從小到大，我花在你身上的錢。」

筆記本裡記錄著出生紅包、每年過年的壓歲錢、考上大學時給的祝賀紅包等所有金額。奶奶嚴厲地要求我，將她之前花在我身上的錢還給她。於是我忍不住回嘴，最後演變成激烈口角。

後來奶奶罹患失智症，之前計較金錢的偏激個性完全消失，簡直變成了另一個人。不僅如此，醫生還宣告她只剩半年壽命。過去好勝爭強的奶奶，如今已變成身體孱弱、邁向死亡的老人。

無論我多討厭奶奶、多恨奶奶，她的身體早已大不如前，可說是一腳踏進棺材裡。可以想像隨著失智症狀愈來愈嚴重，奶奶的身體與心智變化也會愈來愈明顯。話雖如此，長年累積的恨意與厭惡是無法輕易抹滅的。

市面上所有與失智症照顧有關的書籍，都沒有提醒「照顧者要先處理自己與失智家人之間原有的好惡情緒」。

如果照顧者打從心底討厭失智家人，不管他吸收或學習多少照護知識，想要好好照顧患者的意願一定會大幅降低，更可能提不起勁做好照顧工作。

無論如何，我希望各位稍微停下腳步，想像一下未來的情景。那個時候，對方很可能早已不在這個世界上。**與其受到情緒綑綁，不願好好照護家人，等到家人逝世後才後悔，不如趁著還有機會的時候，珍惜與失智家人相處的時光**。

日本川崎幸診所院長杉山孝博醫生曾經說過，失智患者的老化速度是常人的兩到三倍。當我發現奶奶的壽命只剩半年，看到她日漸孱弱的身影，我的心情完全改變了。不會再只是埋怨奶奶，反而想珍惜與他相處的時光。

失智家人的老化速度超過照顧者的想像，無論你多討厭對方，對方能留在你身邊的時間比你預期的還短。

只要想到這一點，或許你也能放下成見，稱讚對方。

5 轉化「負面」妄想

「妄想」是失智症的典型症狀之一，也是照顧者最難處理的壓力來源。

生活與復健研究所代表三好春樹先生指出，失智患者的妄想症狀可分成以下三種類型。

1. 被害者得利型

失智患者扮演被害者的角色，引起周遭親友的關心與同情。例如明明是自己弄丟的東西，卻說是被別人偷了。

「被偷妄想」是這類型最常見的例子。失智患者希望別人關心他、照顧他、注意他，從被害者的身分得利，受到關注。

2. 消除心理負擔型

這類型與被害者得利型正好相反。失智患者只要受到過度注目就會感到極大壓力，通常從小被教育不可造成他人負擔的人，一旦接受別人照顧，便認為自己成為別人包袱，無法承受這樣的心理負擔。

在這種情形下，患者會想盡辦法扭轉自己是加害者、照顧者是被害者，為了避免讓自己深陷單方面受到照顧的不平等關係，因此會將這種情形轉變成家人與居家服務員是加害者，自己是被害者，藉此取得心理平衡。

3. 拒絕老化型

顧名思義，這類患者不承認自己老了。舉例來說，我媽媽有時因為煮的時間不夠久，沒將紅蘿蔔燉軟，就會跟我說：「都是因為今天買的紅蘿蔔又老又硬，煮起來才會這樣。」這類患者堅決不承認自己能力不足，認為自己做得來，自己還很厲害，因此會捏造一些故事或出現妄想症狀。

有些人並未罹患失智症，但會站在自己的立場看事情，不希望自己吃虧。不過，失智患者缺乏理性，思考不夠周延，編造的說詞破綻百出，別人一眼就能看穿他在說謊。

當我知道原來妄想還有這三種類型時，不禁覺得人類真的是一種錯綜複雜的生物啊！話說回來，找出失智家人的幻想類型後，仍必須想辦法改善，否則同樣狀況會一再重演。我自己也煩惱了好一陣子，後來幫媽媽找到適合的日間照顧中心，才改變了媽媽妄想的「內容」。雖然妄想的量沒有改變，但改變妄想的質，就能讓承受妄想的照顧者感到無比輕鬆。

改變妄想的質能照顧者更輕鬆

媽媽的負面妄想屬於第一種類型「被害者得利型」，她總是控訴親戚把家裡搜刮一空，偷光所有物品。

每次看到媽媽面目猙獰地控訴親戚的嘴臉，就會讓我心灰意冷。媽媽的妄想症狀持續超過兩年，我也感到筋疲力盡。加上她還會說隔壁鄰居的壞話（同樣是妄想），我每天只能在一旁點頭聆聽。

自從媽媽到日間照顧中心接觸其他人，有更多機會與更多人聊天，還幫忙服務人員做菜之後，媽媽的說話內容出現了很大的改變。過去都是負面妄想，現在每天都在分享日間照顧中心發生的事情。儘管內容不一定完全正確，但全都充滿正能量。例如：

「A女士每天都把頭髮梳得很整齊，向大家稱讚自己的媳婦。」

「B女士很會畫畫，我還跟她要了一幅畫呢！」

我沒有再聽家裡被搜刮一空的謊言與別人的壞話，媽媽分享自己在日間照顧中心發生的趣事，就算描述全都是錯的，內容也很正面，多聽幾次也不會讓自己的心情變糟。**一般來說，當一個人獨居，平時沒機會與他人接觸，便很容易陷入自己捏造的情景之中，最後成為當事者堅信的事實。**

讓失智患者盡一點社會責任，增加與人相處的機會，就能讓負面妄想轉變成正面妄想。只要改變妄想的質，就能大幅減輕照顧者的負擔。

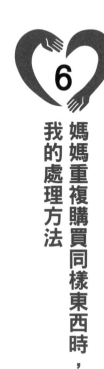

6 媽媽重複購買同樣東西時，我的處理方法

有一次我媽媽買了六瓶果醬的照片登上了雅虎新聞的版面，很快就在臉書散播開來。其實這是失智患者常見的症狀，沒想到獲得熱烈迴響，連我都覺得不可思議。我也經常在冰箱裡找到媽媽買的六團拉麵，這類情形可說是稀鬆平常。

有些與失智症有關的書會教導讀者，可先向附近超市打聲招呼，說明事情原委，退還多買的商品。但並非每家店都是個人經營，也不可能每次都遇到同一位店員，所以我沒辦法照書中的建議執行。不過，要是大量購買的頻率愈來愈頻繁，我或許會考慮這個方法。

思考購物療法的可能性

由於我媽媽無法獨自出門購物，因此每次都是趁著去日間照顧中心時，由中心人員陪同購物。我媽媽也沒辦法管理冰箱食材庫存，所以我會請居家服務員擬一份購物清單，交給日間照顧中心的職員。

我跟日間照顧中心的職員說，就算媽媽多花錢，或同一樣東西買好幾個都沒關係，無須過度嚴格控管。雖然食物買太多會腐爛，也會浪費金錢，但我將這些看成照顧的成本支出。

當失智患者買了不必要的東西，照顧者難免會覺得心浮氣躁。但從另一方面來看，這代表當事者還有購物能力，還能花錢（雖然每次都拿大鈔支付，家裡積了一堆零錢）。**失智患者透過購物行為，與社會產生連結。這樣的做法也能增進雙腳雙手的肌力，好處真的很多。**

靜岡縣濱松市政府透過讓失智患者自行購物與烹飪的方式，預防輕度失智患者病情加劇。此外，既然有「購物療法」，那就代表購物行為可作為失智症的復健項目。有鑑於此，我對於媽媽的購物行為採取較為寬鬆的態度因應。

注意商品的保存期限與金額上限

我媽媽無法管控食物的賞味期限，所以冰箱蔬果室經常躺著已經腐爛的蔬菜。我每次回盛岡看媽媽，第一件事就是整理冷藏室。不只是失智患者，一般長輩都會因為怕浪費而捨不得丟東西。

有一天我不小心吃到媽媽用壞掉的蔬菜燉煮的料理，罹患急性腸胃炎，整整五天無法入睡。當時我正處於初期感冒的狀態，還坐了長途新幹線回家，應該是耗費太多體力才會發病。

雖說購物是一種復健行為，但一定要檢查食物的賞味期限。

此外，也要避免重複購買昂貴商品。為了避免過度花費，我絕不會讓媽媽身上的現金超過三萬日圓，媽媽也沒有信用卡。媽媽的金融卡全都由我保管，只要是生活所需的費用，我會與她一起去提款機提領給她。

7 我對媽媽三年不洗澡的看法

我媽媽不管在家還是日間照顧中心都不想洗澡。

各位可能感到驚訝，一個人怎麼可能不洗澡？事實上，剛開始照顧媽媽時，我也想盡許多方法讓媽媽洗澡。

我奶奶生病時是在醫院由機器幫她洗，老實說我也不知道奶奶對於那樣的洗澡方式是否感到舒適。

我曾經威脅媽媽說：「不洗澡會很臭喔！」專業照護員可能會將媽媽列入「拒絕洗澡」的患者並謹慎因應。

面對我的威脅，媽媽每次都反駁：「我有用免治馬桶，才不會臭呢！」雖然不知道為什麼使用免治馬桶就可以不洗澡，但我媽媽手腳不方便又一個人住，洗澡確實是一件很危險的事情。

要是洗澡時跌倒，身邊完全沒人可以救她。另外媽媽也認為白天洗澡會讓身體變冷，加上她沒有白天洗澡的習慣，很排斥醫院與照顧機構規定的洗澡時間。

其實我也知道有時候媽媽半夜失禁，會自己沖洗下半身。換句話說，遇到必要情形她還是會進浴室清洗身體。

話說回來，我媽媽至少三年沒泡過澡。只有失禁時會洗下半身，平時則在廚房洗臉與頭髮，上半身已經三年沒洗了。

平時在日間照顧中心，中心職員會勸我媽媽去洗澡，也跟媽媽說浴室有監視器，發生任何事都會有人立刻處理，比在家裡洗澡安全。勸說了好幾個月，我媽媽到現在還是不想洗。

老人發生熱休克比不洗澡還恐怖

關於洗澡這件事，我跟媽媽拉鋸了好一陣子，後來知道一件事之後，我決定放慢腳步。我先請其他家人聞一聞媽媽身上的味道，他們都說媽媽不臭。我聽說老人的身體代謝變慢，不洗澡容易罹患皮膚炎和傳染病，但目前看來沒什麼大問題。

此外，還要特別注意洗澡時發生的熱休克。熱休克指的是在氣溫劇烈變化下，血壓跟著大幅變動，引起失神、心律不整、腦梗塞等現象。好發於寒冷的冬天，六十五歲以上老人應特別注意。

根據二〇一一年東京都健康長壽醫療中心調查，熱休克引起意外死亡人數約一萬七千人，遠超過交通意外的死亡人數（四千六百十一人）。

在更衣室和浴室安裝暖氣，熱水溫度控制在四十一度以下，蓮蓬頭放在高處為浴缸注水，提高浴室溫度等，都是有效的預防方法。

盛岡市的冬天相當冷，我家屋齡已經五十年，每到冬天室內外都很冷。雖然家裡浴室安裝了暖氣，但我媽媽用不慣，所以一直沒開。

從正面角度來看，不在家洗澡降低了熱休克引發死亡的風險。基於安全考量，我決定不勉強媽媽洗澡。

如果不在家裡洗澡，例如在日間照顧中心洗澡，就無須擔心熱休克問題，因此我不斷向媽媽遊說：「聽說日間照顧中心的浴室很棒，值得試試看。」希望有一天媽媽會想試試看。

8 多說好話，讓失智家人動起來

各位聽說過暢銷書《一句入魂的傳達力》（鑽石社）的作者，知名撰稿人佐佐木圭一先生嗎？對於靠寫字維生的我而言，傳達力真的很重要。我曾經報名參加佐佐木先生的講座，有一個很深的體會。

面對一個口令一個動作的人，該說什麼才好？

在那次的講座上，佐佐木先生出了一個考題。

「你的屬下加藤先生是交代的事情都會做好，卻不會主動完成工作的人。你會如何告訴他，要他自發性地完成工作？」

我要和坐在隔壁的女性學員一起解決這個問題。我們討論了一會兒，佐佐木先生建議我們善用七大訣竅，亦即「將NO轉變成YES的技巧」，從這個方向找出解決方法。

根據《一句入魂的傳達力》的內容，七大訣竅包括：

1. 想像對方的喜好
2. 想像並避開對方討厭的事情
3. 給予選擇的自由
4. 滿足他想被認同的欲望
5. 善用「你是唯一」的力量
6. 提出「我們一起吧」的暗示
7. 從「感謝」開口

當我聽到這七大訣竅，我第一個反應就是「這些訣竅都能用在失智家人身上」！舉例來說，假設你想聘雇居家服務員，但你那頑固的父親（失智家人）堅決不肯時，你可以這麼說：

1. 「爸，我想你應該喜歡和年輕女性聊天吧？」我相信你的父親一定會立刻說好，同意聘請居家服務員。因為這是你想像對方喜好的結果。
2. 切勿對父親直說「不要拒絕居家服務員的照顧」，而是從反面提醒：「要是吃不到你最愛吃的馬鈴薯燉肉，我相信你也會覺得很煩惱。」對他來說，吃不到馬鈴薯燉肉是最不開心（討厭）的事情，這個說法可以讓他避開自己討厭的事情。
3. 「爸，你比較喜歡和女性說話，還是和男性說話？」給父親二選一的選項，讓他自行選擇。
4. 「爸，你比較會溝通，你幫我說，好嗎？」讓你的父親覺得自己被需要，便會幫你出面。

5.「他說不想和我說話，只有爸出面才肯談。」營造「你是唯一」的情境。

6.「你願意和我一起去見他嗎？」

7.不以平時的語氣說話，而是以「爸，謝謝你願意見我」表達感謝。

這些說話訣竅可以打動對方的心，讓對方願意聽你說話。**強迫失智家人接受照顧者的好意，往往事與願違。**建議各位以這七大訣竅為基礎，轉換成自己的話說出來，親身感受效果。

第一次帶媽媽去醫院檢查時說的話

接下來我想與各位分享一則「沉船笑話」，說明打動人心的重要性。

話說有一艘豪華客船，船上載滿來自世界各地的乘客。不料客船發生船難，眼看就要沉沒。船上雖有救生艇，但有人員限制，無法讓所有人上船。於是船長必須說服各國的人跳海求生。

船長對美國人說：「你如果自願跳海就能成為英雄。」

船長對義大利人說：「大海裡有美女在游泳呢！」

船長對日本人說：「其他人都跳下去了！」

「大家都在做」這句話是最能打動日本人的說詞，失智患者也不例外。若家人不想去醫院，只要說：「隔壁鄰居都去醫院接受檢查了。」家人就會去。當初懷疑媽媽有失智症，第一次帶她去看醫生時，我也說了同樣的話。媽媽不想去日間照顧中心時，我也對她說：「聽說今天大家都去中心了呢！」她才肯出門。

說服失智家人時，不妨運用「將NO轉變成YES的技巧」與「沉船笑話」的隱喻，無須死纏爛打地說服對方，讓對方自然而然地動起來。假設第一次失敗也無須灰心，不妨隔幾分鐘後再試一次。多做幾次自然就會成功。

9 習慣，是所有照顧者的最強處方箋

將近二十年前，家裡買了第一台全自動洗衣機，當時我還是個學生。這幾年洗衣機狀況愈來愈差，完全無法過濾線頭毛屑，反而附著在衣服上。每次洗黑色衣服，洗完後衣服上全沾滿白色屑屑。

我心想這台洗衣機也差不多該報廢了，於是決定下次故障就不修，改買一台新的。有一天我拿出洗衣機的濾網看，發現裡面有一大坨白色屑屑。

仔細一摸才發現那不是毛屑，而是衛生紙！為什麼洗衣機濾網裡會有衛生紙？我百思不得其解。

為了找出原因，我每天檢查洗衣機，終於讓我找到了。原來媽媽一直將衛生紙當漏尿墊使用，半夜失禁，將弄髒的內褲丟進洗衣機時，忘了取出衛生紙，衛生紙才會變成紙團留在洗衣機裡。

我花了兩年才發現這件事，現在回想起來，當時媽媽的言行確實有點奇怪。媽媽原本使用雙層衛生紙，但有一天她突然要我買單層衛生紙，我一直不明白為什麼，現在才知道單層衛生紙比較適合當漏尿墊。

我將這件事告訴日間照護員，對方告訴我這樣的例子很常見，讓我大為驚訝。我每天都在與衛生紙團奮戰，一邊想著該如何讓媽媽改掉這樣的習慣。看到洗衣機裡有衛生紙團，真的會讓人想大吼：「不要再將衛生紙丟進洗衣機！」

但我告訴自己，絕不能大聲斥責媽媽，還是乖乖地幫媽媽洗內褲。我之所以不罵媽媽，是因為**失智患者會忘記你要他改善的事情，但是會記住你罵他的負面情緒**。下次洗內褲時，我想到不如讓媽媽使用市售漏尿墊，用了漏尿墊絕對不會忘記丟在垃圾桶裡。

接下來的問題，就是該如何讓媽媽使用漏尿墊？

第三次幫媽媽洗內褲時，我已經駕輕就熟，也想好該如何說服媽媽，於是我一邊用鼻子哼著歌，心情愉快地啟動洗衣機。

我跟媽媽說：「家裡還有奶奶沒用完的漏尿墊，妳要不要試試看？」漏尿墊是我新買的，我奶奶沒用過這種薄薄的漏尿墊。說是奶奶留下的，不僅可以用「避免浪費」的理由，讓媽媽正大光明地使用漏尿墊，也能為媽媽保留面子，不會讓媽媽因為需要使用漏尿墊而難過。媽媽一用就抱怨：「感覺好粗糙，我不喜歡。你不懂女人有多辛苦。」立刻拒絕再次使用。

即使如此，我還是每天將漏尿墊放在媽媽床頭，三個月後，媽媽終於肯用漏尿墊了。不料，有一天竟然發生媽媽將漏尿墊丟進洗衣機裡洗的悲劇。

漏尿墊裡的透明微粒球跑了出來，吸飽了水，看起來像鮭魚卵在洗衣槽裡滾動。我花了將近兩個小時，才將微粒球沖掉，將洗衣槽清洗乾淨。

後來還發生了第二次、第三次，久而久之我就「習慣」了。

剛開始我很排斥幫媽媽洗內褲，但到現在，我已經洗得很習慣，甚至考慮將這件事寫在部落格裡。

後來我才發現，先前提到奶奶動不動就大發雷霆，這件事我也是久了就習慣了，習慣後就會很慶幸自己當時並沒有因為這些事情對他們大發脾氣。

許多照顧者對於初次發生的症狀都會感到驚訝、悲傷與煩惱。

但失智症狀不會只出現一次，它會一而再、再而三地發生。

重複發生之後，我們不會像第一次遇到那樣驚訝。第一次確實會驚慌失措，但總有一天會習慣。

習慣是所有照顧者的最強處方箋。「見多不怪」是照顧者的成長證明。

10 不安的心理是重複說同一件事的原因

我在第一本書曾經說過，只要失智患者重複說一件事超過五次，就會讓照顧者備感壓力。為了解決這個問題，我提出「筆記回顧法」，亦即準備一張寫著「何時‧何地‧誰‧做什麼‧怎麼做‧如何做」（5W1H）等內容的紙，讓失智患者閱讀。其實這個方法還有後續。

無論我的答案寫得多詳盡，就算讓媽媽看，解決了當天的危機，第二天還是發生了同樣的事情。若一天說五次，連續說三十天，代表媽媽一共說了一百五十次，我也跟著聽了一百五十次。

有一天，媽媽突然精神一振，對我說：「我剛剛有沒有說什麼奇怪的話？」

事實上，失智患者的病況起起伏伏，有時會突然像撥雲見日一般，變得跟正常人一模一樣。聽到媽媽的自省之言，我感到有些訝異。這代表媽媽本身也很擔心重複說同一件事的自己，可能有什麼問題。

我回答：「沒事，沒事，又不是什麼性命攸關的事情。」

不可思議的是，看到媽媽努力限制自己不要重複說同一件事的模樣，我不禁感到悲傷。讓我忍不住反省，有必要這樣與媽媽對峙嗎？

早知如此，**當初就讓媽媽盡情地說，我現在也不會如此悲傷**。

此外，若失智患者對自己重複說同一件事的表現感到不安，開始變得沉默寡言，反而會讓事情變得更加棘手。

患者不說話，旁人便無法得知失智患者的心情，此時身邊的人必須清空雜念，更加仔細觀察才行，徒增不少負擔。

受到媽媽的連續攻擊邁入第四年後，身為照顧者的我似乎也進入下一個階段。我跟媽媽說：「妳忘了也沒關係，我會幫妳記住，別擔心。」由此可見，「習慣」真的是最好的處方箋。

以前我想盡辦法不讓媽媽重複說一件事超過五次，後來看到媽媽緊張不安的模樣，我放寬標準，養成讓媽媽說八次也不在意的技術。

於此同時，我持續實踐「筆記回顧法」。雖然偶爾也會感到焦躁，有時還會跟媽媽吵架。但媽媽不安的表情讓我重新省思，幫助我成長，成為一位更好的照顧者，更能以媽媽的角度思考。

另外想跟大家分享某電腦教室的廣告傳單。該電腦教室的學生有七成是六十歲以上的高齡族群。電腦老師每天都要被學生問同樣的操作問題，而且一天問好幾次。面對學生的提問，老師都會秉持著廣告傳單上的態度親切回答。

所有失智家人的照顧者也跟電腦老師一樣，面臨同樣的狀況。就算是強迫自己，我也希望各位能在心情上向這些老師看齊：「同一件事說一百次，我們也會帶著笑容回應失智家人。」

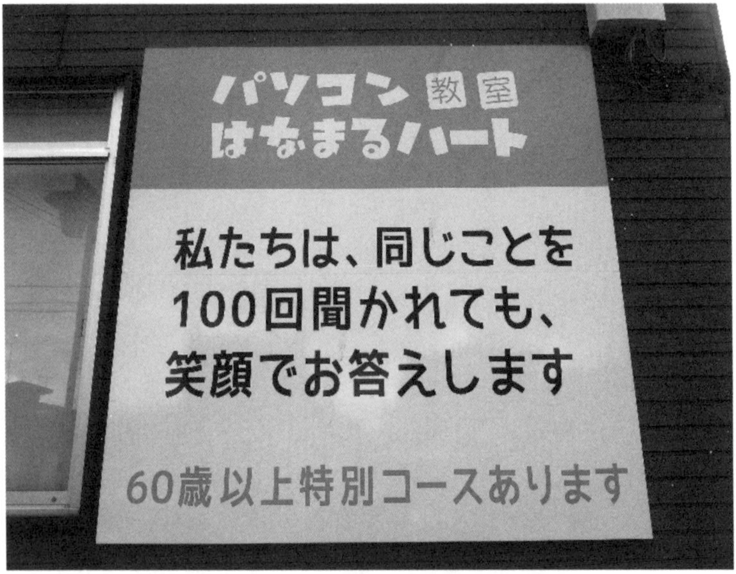
パソコン教室
はなまるハート
私たちは、同じことを
100回聞かれても、
笑顔でお答えします
60歳以上特別コースあります

「同一件事說一百次，我們也會帶著笑容回應您。」
（鯨魚有限公司的註冊商標）

11 我很羨慕出現「徘徊」症狀的失智患者

奶奶大腿骨折時，我還不知道復健對於治療失智症有多重要，長期讓奶奶臥床養病，沒想到竟這樣撒手人寰。

我不怕各位誤會，事實上，我很羨慕出現「徘徊」症狀的失智患者。**「徘徊」其實是很危險的症狀，有時患者會在深夜四處遊蕩，可能被警察帶回警局安置，照顧者不能掉以輕心，一不小心就會發生意外。**

即使如此我還是說出羨慕這樣的話，各位可能想罵我：「你知道徘徊症狀對照顧者來說有多辛苦嗎？」

我知道，真的很辛苦。根據ＮＨＫ的調查，因徘徊失蹤的失智患者，平均失蹤次數達六點三次。

我的奶奶是在住院後開始出現「徘徊」症狀。奶奶在半年內轉了四家醫院，每次院方都將她的病房安排在護理站前。病床旁還設置了離床警示器，只要奶奶的腳踏在腳墊上，護理站的警示鈴就會響。這是專為預防徘徊所做的防範措施。

話說回來，看到奶奶骨折，運動量大幅下降，無法下床，身體愈來愈差的模樣，我忍不住想：「能四處徘徊的失智患者，代表身體還很健康。」**我深刻感受到人能活動有多重要，不希望媽媽也變成這樣**。

不過，我媽媽雙腳都有肌肉萎縮的問題，原本就缺乏運動。雖然不會出現「徘徊」症狀，但必須面對肌力衰退的風險。

從二〇一四年十一月起，我媽媽每天都說自己腰痛。我原以為是家裡的椅子太硬，坐起來不舒服，因此買了坐墊回來，觀察媽媽的狀況。兩個月後，媽媽竟說不去日間照顧中心，裝病裝了快一個月，就是不肯出門。有一天，我帶她出門到百貨公司的髮廊染髮（遮掩白髮），就在回家時發生了一件意外。

我看到媽媽四肢趴跪在地上，從廁所爬出來。第一時間我還不知道發生了什麼事，趕緊抱起媽媽，讓她坐在椅子上。就在這個時候，我發現她的褲子被尿浸濕了，這就是她從廁所爬出來的原因。

當時旁邊還有逛街的顧客，好心上前查看，問我們要不要緊，需不需要輪椅？我揹起無法走路，下半身尿濕的媽媽，從後方無人的樓梯走出去，搭計程車回家。到家後媽媽仍然無法起身走路，在地上匍匐前進，媽媽身上的尿液沾在木地板上，閃閃發光。

這類症狀稱為「廢用症候群」（又稱不動症候群），與徘徊屬於完全相反的疾病。**這是一種長期不活動導致身體各種機能衰退的疾病，容易引發心肺功能低下、肌力衰退、憂鬱症等問題。**當時正值寒冷的冬天，媽媽平時完全不活動，身體衰弱到連坐在馬桶上的力氣都沒有。

人只要不活動就會失去各種能力。幾年前發生東日本大地震後，許多住在組合屋的受災戶也罹患了「廢用症候群」。根據統計，住在宮城縣南三陸町組合屋的受災戶約有三成發病。長期不活動的風險相當高。

失禁事件發生後，我增加了媽媽打點滴和到府復健的服務，也讓媽媽多做一些家事，盡可能讓她活動身體。一個月之後，媽媽重返了告病請假的日間照顧中心，主動幫忙煮菜或洗碗，完全恢復原有生活。

此外，媽媽原本雙腳不便，無法從事運動，但我每個月和媽媽一起走將近二十分鐘，以到附近吃美味著名的蕎麥麵店吃麵的理由，讓媽媽陪我一起去吃，幫媽媽做一到兩次的「蕎麥麵復健」運動。

「好媳婦」正是讓老人失智的主因

一般來說，「好媳婦」的定義就是「一手包辦家中大小事」。

通常媳婦為了公婆的身體健康著想，不希望他們過於勞累，也為了避免鄰居親友認為她是個「惡媳婦」，所以對於家裡的事情做得特別勤快。

值得注意的是，這樣的生活型態反而會使家中長輩罹患廢用症候群。為了公婆好，大小事都照顧得特別周全，會使長輩的活動量降低，引發疾病。**照顧者總認為讓失智家人安心靜養比較安全，這樣的生活型態很容易使身體機能衰退。不活動的結果就是等死。**

雖然徘徊是很嚴重的症狀，但完全不動則會引發廢用症候群，產生更大問題。老人的餘生絕對不是靜養，反而要讓對方有事情忙，才是為對方著想的做法。尤其是失智患者有許多自己顧慮不到的事情，旁人的支持更為重要。盡可能讓失智家人活動，這是最關鍵的因應之道。

12 照顧者若置之不理，照護與看護的品質就會低落

遠距離照護社群ＮＰＯ法人 PAOKKO 理事長太田差惠子女士表示：「照顧者若是輕忽失智家人的狀況，照護與看護的品質就會低落。」

我讀了太田女士的書，這句話讓我印象深刻。雖說是理所當然的道理，但許多照顧者並未察覺，連我也是看了書才恍然大悟。

儘管我在心得四十六建議各位聘請專業照護員照顧失智家人，但並不代表你可以把照顧責任全部丟給對方，自己毫不關心。

各位不妨設身處地著想，假設你今天是一位專業照護員，你的雇主把失智家人交給你之後便不見人影，你會認為對方是盡責的家屬嗎？

相信你一定會質疑對方怎麼就這麼置之不理，難道完全不想了解自己的家人

受到怎樣的照顧？過了一陣子之後，便對對方逃避責任的做法感到氣憤，會有這樣的想法是很正常的事情。

不過，若是患者家屬成天往照顧機構跑，開口閉口都是客訴，完全不給專業人員空間也會造成照護員的困擾。

負責照顧的家屬必須與照顧機構、醫院、醫師和專業看護保持適當距離，平時也要保持聯繫。

以我個人為例，我每個月至少會與居家服務員見面一次，也會到醫院一次，與居家服務員和醫生詳談最近家裡的情形、媽媽的症狀變化。

不是將失智家人交給照顧機構或醫院就沒自己的事，當家屬對患者置之不理，旁人便會認為家屬對患者漠不關心，「不知不覺中」照護與看護的品質就會低落。到了這個地步，不只患者本身可憐，到頭來照顧者還要承擔一切後果。

我阿姨（媽媽的妹妹）曾經八年沒見自己的媽媽（我的奶奶）。我的奶奶在這段期間罹患失智症，後來因罹患子宮頸癌緊急住院，阿姨趕緊從神奈川縣趕過來探視奶奶。奶奶看到阿姨，便對她說：「妳從神奈川來啊？特地從那麼遠的地方來看我，真是謝謝妳。」

奶奶直到過世之前，都沒忘記與她一起生活三十年的我的媽媽，卻將阿姨當成外人。簡單來說，長期不理失智家人，會讓自己從失智家人的記憶中消失。

13 忘記今天星期幾也無須氣餒

「我想不起今天是幾月幾號，也不知道今天是星期幾！」

這是不少失智患者常見的「定向感障礙」症狀，屬於核心症狀之一，患者通常不知道今天星期幾，也不清楚自己在哪裡。許多照顧者一發現失智家人忘記今天幾月幾號就不知所措。

不僅如此，在「改訂長谷川式簡易心智量表」中，第一個問題就是要回答今天幾月幾號。我想問的是，知不知道今天幾月幾號真的那麼重要嗎？

我是一名自由工作者，靠經營部落格維生。平時就算不知道今天幾月幾號，也能照樣過日子。比日期重要的是「今天星期幾」。我的部落格每星期一、三、五更新，因此我每天都會注意今天星期幾，基本上我是依照「星期」過日子的。再說，想知道今天星期幾，只要看一下月曆或手表即可，根本沒必要刻意記住。

曾經有一位高齡百歲、罹患記憶障礙的老爺爺如此回答：「我不知道今天幾月幾號，但報紙上都會寫日期，所以我不擔心。」

人的記憶力難免會隨著年齡增長衰退，各位是否也曾有過看到某位藝人卻想不起對方名字的經驗？

人之所以記不住某項資訊，是因為它對自己不重要。

如果你的失智家人不知道今天幾月幾號，請你告訴他。

我媽媽看不懂以數字顯示日期的日曆，但若是數位電子表上的日期顯示就沒問題。此外，我也會巧妙利用報紙，幫助媽媽知道今天是什麼日子。

各位以後退休時會跟我一樣，今天幾月幾號已沒有任何意義，因此即使不知道今天是什麼日子也完全不礙事。發現失智家人忘記今天幾月幾號，各位不用默默感到沮喪，失去努力的幹勁。日期原本就不是那麼重要，不必為了不重要的事情傷神，只要坦然接受事實即可。

14 不要改變失智家人使用的日用品與所處環境

有一天，媽媽發現她常用的獅王「White & White」潔牙粉變成獅王旗下的另一個品牌「Clinica」，於是向我抱怨：「這是什麼？用這麼高級的東西做什麼？太浪費了，我只要一百圓的就好。」實情是「White & White」剛好缺貨，所以我才買了「Clinica」，她卻認為「Clinica」是高級品（笑）。

儘管潔牙粉是每天早中晚都要用的產品，但要用完也得花上好幾個月。在這段期間，我天天被媽媽唸為什麼要買這麼好的東西，所以我現在不敢再買其他品牌的潔牙粉。再說，我媽媽幾乎整口都是假牙，買便宜一點的潔牙粉也不礙事。

這件事讓我有了深刻的體會，只要是媽媽使用的「日用品」，我一定會買同樣的產品。其實我也可以寫購物清單給居家服務員，請他幫忙買，但基本上我現在都自己買。除了潔牙粉之外，我家萬年不變的日用品包括肥皂、洗衣精、洗碗精、沙拉油、衛生紙與漏尿墊。許多商品都是我們從小用大的品牌，例如牛奶肥皂（牛奶石鹼），我媽媽到現在還會唱牛奶肥皂的廣告歌。

由於這些都是媽媽用習慣的日用品，要是換成其他品牌，恐怕又要再次上演潔牙粉的悲劇，因此這兩年我都只買固定品牌。

我在前一本書也提過，最好不要改變失智患者的所處環境。我家就連日用品也維持原樣，用心維持患者熟悉的居家空間。

根據研究顯示，每當遇到搬家、住院、入住照顧機構等新變動，所處環境與以前不同，失智患者的症狀就會產生極大變化。

雖然使用不同品牌的日用品可說是極小的變動，但在我家算是很嚴重的改變，絕對不能掉以輕心。

15 立刻擺脫焦躁狀態的方法

我以前任職的日本富蘭克林柯維公司（Franklin Covey Japan）是很有名的企

管公司，公司舉辦的講座是以全球熱銷三千萬本，日本創下超過兩百萬本銷售佳績的名著《與成功有約》（史蒂芬・柯維著）為基本概念。

《與成功有約》介紹了七個成功習慣，第一個習慣「掌握選擇的自由——主動積極的力量」對於照顧失智家人很有幫助，在此與各位分享。失智患者每天口出惡言，說起話來語無倫次，很容易使照顧者情緒焦躁。長久以往下來，無論失智患者說什麼、做什麼，都會讓照顧者自然產生「焦躁」反應。即使是旁人看來無關緊要的小事也會讓照顧者情緒爆發，就像巴甫洛夫的狗一樣受到制約。

《與成功有約》作者柯維博士將制約狀態稱為「被動反應」。「被動反應的人」只要受到刺激就會反應。失智家人的言行就是一種刺激，讓人不加思索地產生「反應」。另一方面，柯維博士認為，「主動積極的人」會在刺激與反應之間設置「空間」。當失智患者對自己發怒或動手，照顧者可以選擇如何反應，並在緩衝空間做出決定。選擇與反應之間存在著選擇的自由（空間），人類可以運用四大能力（自覺、想像力、良知、自主意志）做出選擇。

為此，我們必須客觀地審視自己，想像幾分鐘後的情景。思考你的行為是否真誠、正確，不受情緒影響，堅持自己的決定。

換句話說，當我們從客觀立場審視自己，不加思索地產生反應，攻擊失智患者的行為是正確的嗎？你是否受到良知的譴責？相信各位都已經有了答案。

著重影響範圍就能改變照顧品質！

我們對許多事物都很在意，但有些我們具有影響力，有些則無能為力。例如我們很在意天氣，卻無法影響天氣。同樣的，失智患者很可能突然口出惡言，出現排徊、妄想等無法預期的症狀，無論出現哪種情況，我們都無法影響患者。

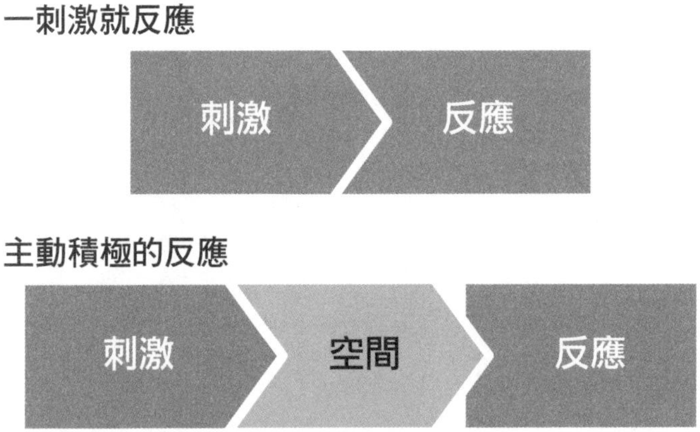

刺激與反應的機制
（引自《與成功有約》史蒂芬・柯維著／King Bear 出版）

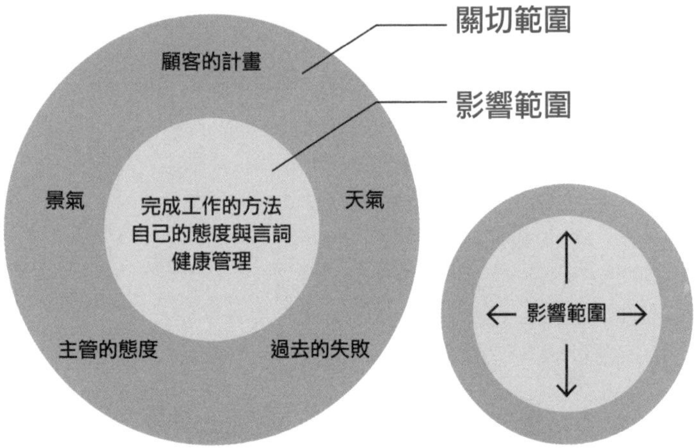

關切範圍與影響範圍。著重影響範圍，改善問題，進而擴大影響範圍。
（引自《與成功有約》史蒂芬・柯維著／King Bear 出版）

另一方面，我們可以決定今天晚上要吃什麼，這是我們的影響範圍。若我們一昧在意自己無法影響的事物，試圖改變自己改變不了的結果，只會讓我們沮喪失望，想法愈來愈負面。「掌握選擇的自由——主動積極的力量」是要我們專注在自己可以影響的範圍。請各位仔細想想，你可以影響失智家人不要重複說同一件事、不說一聲就出門嗎？

有些人或許認為只要表現憤怒情緒或將失智家人關在家裡就能解決問題，但這種方法只能治標，不能治本。

不，各位應該要將注意力放在自己有能力影響的範圍之內。放在可以用自己的態度、言語或行為控制，並造成影響的事物上。不要浪費力氣在自己改變不了的事物，而是著重於自己可以改變的範圍。

著重影響範圍，改善問題，就能讓自己成長，進而擴大自己的影響範圍。當自己的影響範圍擴大，自然就能改變照顧的品質。

失智照護的「雙贏」關係

《與成功有約》最有名的就是雙贏（Win-Win）思維，31-3 是「勝利」的意思，雙贏就是對雙方都有利的局面。

對失智患者與照顧者而言，什麼樣的狀態才是「雙贏」？限制失智家人的人身自由，讓照顧者有自己的時間，這是雙贏嗎？被限制者不可能感到開心，照顧者也會感到良心不安，這樣的狀況絕對不能稱為「雙贏」。

唯有失智患者與照顧者都開心的行為才是「雙贏」。請務必創造一個空間，讓自己不會因為受到失智家人的刺激立刻產生反應，著重自己可以控制的影響範圍，且時常審視彼此是否處於「雙贏」局面。

16 照顧失智家人時如何運用PDCA循環平息怒氣

「PDCA循環」是商業界常用的管理模式，利用Plan（規劃）→Do（執行）→Check（查核）→Action（行動）的循環模式改善管理業務，提升目標達成率。

為了提升照護生活的品質，我借用了這套管理模式，實施失智照護的PDCA。當我感到焦躁或想要開口大罵時，我就遵循以下四個循環，改變自己的想法。

P……Permit　**容許、允許**

D……Drop　**退出**

C……Control　**控制（情緒）**

A……Accept　**接受**

我在心得0曾經介紹過，我的奶奶經常大吼「你們吵死了」，我認為她之所以情緒失控是受到失智症的影響，因此我容許她這麼做。這就是P「Permit（容許、允許）」（原本應該是「Forgive／原諒」，但為了配合PDCA，改成允許）。

允許失智家人動手、摔東西，對照顧者來說是很難做到的事情。但事情已經發生，此時立刻生氣回應也沒有任何好處。想在刺激與反應之間創造空間，首先要做到的就是無條件允許。

不過，無條件允許並非忽略失智家人。

認定看護師（在特定護理領域擁有純熟技術與專業知識的護士）市村幸美女士在網路雜誌《失智症 online》中，將忽略行為稱為「灰色地帶」。雖然不到虐待的程度，但也絕對不是非虐待的狀態。因此，各位絕對不能忽略失智家人，而是要容許他們，允許他們的行為。

允許失智家人做出無法預測的言行，換句話說，就算對方出手打人、亂摔東西，也要在內心允許他們這麼做。PDCA是幫助我們在心中處理情緒的循環，因此我不斷告訴自己「要允許、要包容」。

接著是D「Drop（退出）」。玩撲克牌時，遇到一手爛牌可以棄牌（Drop），退出該局比賽，簡單來說就是離開現場。

照顧者可以躲進廁所深呼吸、泡澡或到其他房間處理其他事情。避免與失智家人處在同一個空間中，彼此僵持不下。

第三步是C「Control（控制情緒）」。無條件允許對方，以空間換取時間後，就要好好面對自己，整理情緒。

照顧者焦躁不安對失智家人來說，一點好處也沒有。而且就像先前提過的，到頭來還是由自己嘗到苦果。我也是這麼想的，所以會先平靜情緒，沒必要去做損人不利己的事情。

最後則是A「Accept（接受）」。主動退出口角爭執的擂台，創造時間，接受發生的一切，在這個過程中，失智家人早就忘了自己在生氣。

剛剛還是一個暴怒的魔鬼，幾分鐘後卻會變成溫和的天使。若要為這種事生氣，根本就是搬石頭砸自己的腳。

照顧者一生氣，失智家人就會跟著生氣。生氣真的是百害而無一利。重點是，只要照顧者可以控制情緒，就能避免一場風暴。因此，你要做的是「把話吞回去」，不要瞬間發怒。

各位可能覺得委屈，不理解為什麼要這麼做。但我要告訴各位，做好PDCA循環不僅對自己有利，對失智家人也很有幫助。**當失智患者感到壓力，症狀就會變得愈來愈嚴重，巧妙運用PDCA循環，可以避免讓失智家人感到壓力，有助於延緩病情。**這就是「雙贏」局面。

我在前一節寫道：「我們不能影響失智家人，所以不要浪費力氣在自己改變不了的事物，而是著重於自己可以改變的範圍。」自從我實踐PDCA循環後，連我自己也改變了。**在失智照護的世界裡，「輸就是贏」。**

這場遊戲不是只玩一次，而是不斷重複地玩下去。無須想著每一場都要贏，輸了也很好。各位可能不喜歡一直輸的感覺，但你真的不需要贏。如果真的想贏，那就輸吧！讓對方贏。想贏的心反而容易遭到反擊。

以我個人為例，媽媽每次妄想親戚跑進家裡來偷東西時，我不會跟媽媽爭執親戚並沒有偷她的東西，反而接受媽媽的妄想，故意輸了這場遊戲。

要是我認真反駁「親戚並沒有偷」，她一定會接著說：「哪有，他們明明闖了進來！」只要不在口頭上爭輸贏，我就不會火上加油，媽媽贏了心情自然平靜下來，結果也能讓我安心。說到底，輸了才能為自己帶來真正的勝利。

17

無須理會抱怨「照護很辛苦」的人，多聽「願意想辦法解決問題」的人怎麼說

沒有人會去問一對即將離婚的夫妻「美滿婚姻的經營之道」，想知道美滿婚

姻的祕訣，當然要去問幸福快樂的夫妻。

令我感到驚訝的是，許多想要減輕照護負擔的病患家屬，卻一直注意負面資訊，聽別人抱怨「照顧病人很辛苦」。

日本《Sunday 每日》週刊曾經同期採訪過我與另一位照顧失智母親的作家中村和仁先生。中村在採訪中表示，無須理會抱怨「照護很辛苦」的人，多聽「願意想辦法解決問題」的人怎麼說才是對的。讓我深有同感。

只要是抱怨「照護很辛苦」的部落格我絕對不看。其中一個理由就是，「吸收太多這類資訊會讓自己對於未來的照護生活產生悲觀想法。」

一般來說，就算失智症狀在某種程度上受到控制，病情還是會慢慢惡化，因此我**希望各位不要將心力放在無謂的事情上，讓自己感到悲觀、心情沮喪，這樣太不值得了。**

帶著照護需求五的媽媽去旅行

接下來我介紹一位朋友，她的名字是高畑由紀子（Takahata Yukiko），她就是「願意想辦法解決問題」的最佳範例。

她的媽媽是一位小提琴家，不幸罹患高級腦功能障礙，醫師診斷處於照護需求五的等級，目前須靠輪椅代步。高畑還有一位重度障礙的妹妹，她每天在家照顧媽媽與妹妹。她最大的壯舉就是克服坐輪椅出國的辛苦，實現媽媽一生中最大的夢想，帶著媽媽前往維也納旅行。

高級腦功能障礙的症狀與失智症很像，患者會出現失語（無法說話）症狀。此外，雖然不到運動麻痺的程度，但會出現無法控制手腳動作、忘記該如何使用物品等失行症狀。高畑不僅經營部落格，分享照顧家人的心得，也出版與照護有關的電子書。她面對照護的態度讓我深受啟發。

有一次高畑媽媽忍不住尿意，還沒到廁所就尿尿了，於是小聲地向高畑道歉：「對不起，弄髒褲子了，真丟臉。」高畑不但不生氣，還伸出手接媽媽的尿，並將這些尿取名為「雨滴」。原本是小提琴家的高畑媽媽聽到如此充滿詩意的名字，不禁開心地說：「這名字好像蕭邦的曲子喔！」高畑不說被媽媽的尿淋濕，反而用雨滴來形容，化解了現場的尷尬氣氛。

此外，她也提到每次媽媽出現妄想症狀時，她自己的處理態度。

> 很多人心疼我照顧媽媽很辛苦，其實一點也不會。若以關西人的方式來看待這件事，我們就像搞笑團體，媽媽負責裝傻、我負責吐槽，我們每天就像在說相聲一樣。

有時候媽媽說了一些莫名其妙的話，高畑就會故意吐槽：「為啥啊妳！」媽媽一聽就笑了出來。**面對照顧生病家人的態度不同，就會讓結果完全不一樣。**

我在心得九曾經分享過，我媽媽將漏尿墊放進洗衣機洗，結果裡面的透明微粒球跑了出來，在洗衣機裡滾動。當時我跟媽媽說，這些微粒球好像鮭魚卵，媽媽一聽忍不住笑了出來。

高畑還在部落格裡表示，她相信「言靈」的存在。換句話說，她認為我們說出來的話可以影響現實世界。

當我們不斷抱怨「辛苦」，就會讓自己陷入辛苦的世界裡爬不出來。不過，若我們可以換個說法，**將「我來想辦法解決」掛在嘴上，自然就能擺出解決問題的態度，最後真正解決問題。**

由於這個緣故，我在撰寫部落格文章時，也會特意突顯「解決問題」的態度。或許你會說，這個世界並非如此美好，現實也沒這麼簡單，但努力解決問題的照顧者比比皆是，他們不是傳說中的人物。

直到現在，我每年往返東京、盛岡大約二十次。大家常心疼我很辛苦，但我認為我是在解決問題。我很感謝各界的支援，讓我可以在兩地往返的狀況下，維持順暢的照護生活。我知道總有一天我必須與媽媽同住照顧她，也做好心理準備，因此目前的狀態對未來有利而無害。

個體心理學（Individual psychology）的知名學者岸見一郎先生，也曾親自照顧罹患失智症的父親。他在自己的著作《面對父母老去的勇氣》（幻冬舍）中如此說道：

照顧雖然辛苦，但沒必要說得很痛苦。（略）當你需要別人幫忙時，只要開口請求即可，沒必要為了這個原因營造自己很難熬的模樣。

不瞞各位，我曾經誇大自己的處境，想讓別人同情我。例如我媽媽會重複同一件事說三次，但我對外都說「我媽媽同一件事會說十次」。所以我現在說話盡可能平鋪直述，不再誇張。

誇大辛苦的狀態不會讓人覺得你刻苦耐勞，反而讓自己心情沉重。為了你自己好，我不希望你感到心情沉重。

不要成為一個將「辛苦」掛在嘴邊，讓自己不愉快的照顧者。

我期許自己成為一位「願意解決問題」，認真尋找解決方法與技巧的照顧者，也希望各位以此為目標努力。

18 失智照護不是「心技體」而是「體技心」

前日本職棒中日龍隊總教練落合博滿先生，與職業高爾夫選手青木功先生，這兩位卓越的運動家都曾指出體技心的重要性。他們認為正確的順序不是「心技體」而是「體技心」。

俗話說「百病生於氣」。每次看到技術不差，心理素質卻不足的運動選手，便不禁覺得堅強的內心才是最重要的。不過，他們兩位不這麼認為……。事實上，若沒有健康強韌的身體，根本不可能磨練出純熟的技巧與堅強的內心。照顧失智家人其實也是同樣的道理。

若照顧者感到極度疲累（體），便無法輕鬆運用原本早已得心應手的處理技巧，最後便會導致內心焦躁不安。

過去有一段時間，我每次都要搭半夜行駛的巴士，花七個半小時回家。巴士座位很小，根本無法睡，下了車就拖著精疲力盡的身體，趕往醫院看奶奶，還要回家照顧媽媽。身體疲累讓我失去耐性，我的態度也經常惹毛媽媽和奶奶。

後來我發現體力真的很重要，改搭價格稍微貴一點的新幹線往返，保留較多體力。結果不僅可以好好照顧奶奶與媽媽，我的情緒也變得較穩定。現在我還上健身房運動，順便減肥。

遇到事情就笑，保持愉快心情

我拜讀了池谷裕二先生的作品《大腦也有奇怪的習慣》（扶桑社）。一般人常將大腦衰退歸因於年齡增長，但這本書認為，很多時候大腦功能衰退是因為體力不足。舉例來說，當我們要長時間讀書，就必須一直保持端正姿勢。

不過，我們會受到年紀增長影響，沒有足夠體力維持姿勢，導致注意力無法集中，使我們誤以為腦力衰退。

此外，德國的穆特（Thomas F. Münte）博士曾經做過一個實驗，發現「看漫畫時嘴裡叼著筷子，比不叼筷子更覺得內容豐富有趣。」

當一個人嘴裡叼著筷子，表情看起來就像在笑，大腦會產生愉快的感覺。換句話說，臉上有笑容就會讓人感到開心。

許多人看到我都說：「你的臉上總是帶著笑容。」這句話聽起來像是讚美之詞，事實上也有不好的影響。我曾因為臉上帶著微笑，被小學導師罵：「你笑什麼笑？一點反省的意思也沒有！」其實我真的在反省，只是因為習慣微笑，才會被罵兩次。話說回來，從大腦的習慣來看，我天天面帶微笑，所以每天充滿活力，給人開朗的感覺。我的想法很簡單，正因為我面帶笑容，別人跟我在一起就會感到開心。**如果照顧者動不動就生氣煩躁，一定也會影響失智家人的情緒。**

更糟的是，日常的煩躁情緒會在不知不覺間讓你每天皺著眉頭過生活，長久以往下來，眉間的皺紋會讓你看起來更煩躁。

眉間的皺紋讓人的外表老了五歲，我不喜歡這種感覺。因此每當我感覺煩躁，我就會提醒自己微笑，做出開心的表情。

當照顧者擁有健康強壯的身體，就能以最適當的方式照顧失智家人，內心也會跟著穩定下來。各位在照顧自己的家人時，不妨親身體驗透過增強體力和愉快的表情穩定心靈，改善照顧品質的方法。

19

全家人一起擬定照護計畫

當家人的失智程度被醫生判定需要專業支援與照護，接下來就要擬定照護計畫。照護計畫通常是由照護管理師製作，但會根據患者和家屬的希望擬定詳細的照護服務內容。由全家人一起擬定的照護計畫，稱為「我的照護計畫」。各位可上「全國我的照護計畫網站」（http://www.mycareplan-net.com/）參閱相關資訊，了解如何由全家人一起擬定照護計畫。

許多人認為自己平時很忙，把這件事交給照護管理師處理即可，事實上自己擬定有不少好處。首先，向各位介紹個人獨創的「簡易版我的照護計畫」。請注意，這與正統的「我的照護計畫」有些不同。

我經常與醫生、護士、照護員等專業人士溝通聊天，收集許多資訊，了解各地的優質機構與照顧中心。再根據口碑，前往現場觀摩。由患者家屬先行決定家訪復健與照顧中心等重要事項，再跟照護管理師討論商量，委託製作照護計畫。基本上，由照護管理師製作書面文件並提出申請。不過，在擬定照護計畫的過程中，我並沒有選定照顧機構。這就是「簡易版我的照護計畫」。

後來我與媽媽常去的日間照顧中心的所長，聊到我擬定照護計畫的經過。當時我很自豪地說：「我根本沒問照護管理師，自己一個人東跑西跑。」所長一聽便立刻教導我什麼是正統的「我的照護計畫」，潑了我一頭冷水（笑）。

我的照護計畫可以幫助家屬深入了解照護服務，最重要的是，可讓患者與家屬意識到「這件事與我有關」。

唯一可以確定的是，**照護管理師的提案不一定是最好的**。選錯醫院與醫生會導致病情惡化，同樣的，照護管理師介紹的照顧服務中心或機構若不適合患者，也會影響病情。

老實告訴各位，我曾聽過完全不符合患者需求，令人大感意外的例子。有些照護管理師只顧著將失智患者塞進自己所屬集團旗下的照顧機構，之後便撒手不管。遇到這種情形，有些人會將責任推給照護管理師，但我希望各位不要這麼做，請負起責任，發揮主動積極的力量。

根據茨城縣筑波市實施的「患者家屬對照護的看法」調查結果，回答很慶幸自己有機會照顧家人，對於照護工作持正面看法的人，最滿意的主因都是在決定照護方針時如實反映了主要照顧者的意見。

各位不妨回頭想想，你是否將有關照護的一切都「丟給」照護管理師決定？你是否想要重新檢視照護計畫？

考量失智者的狀態與照顧機構的適切性，隨時檢視照護計畫的觀念十分重要。如此一來，照顧者才會從主動積極的角度思考，慶幸自己有機會照顧家人。

20 找到自己推崇的失智症醫生與照護員！

根據公益財團法人失智症預防財團提供的免費電話諮詢服務「失智症一一○」的統計，民眾最常問的問題是：「我想換醫生，請問我該怎麼做才好？」由此可見，有些照顧者在照顧失智家人時，從醫生身上感受到的壓力比患者大。為什麼有這麼多患者家屬害怕醫生給的壓力？

原因據說是「醫生總是想利用藥物和醫療機器『當場』解決問題」，與「醫生將醫療與照顧當成兩回事看待」。

不可諱言的，醫生必須在有限時間內「解決」眼前的患者問題。外面還有許多患者與家屬在等，不可能花很多時間在單一病人身上。由於這個緣故，當家屬懷抱著悲壯的心情，將醫生視為救命的浮木進入診間，醫生卻看不到幾分鐘便結束診療、開立藥物，難免給人草草了事的感覺。期望與現實的落差是導致患者家屬感到壓力的原因。

事實上，**換一個醫生有時會改變照顧的流程**。不只是醫生，照護管理師、照護服務提供者、護士等人，照顧機構、醫院、日間照顧中心等場所，以及藥物、營養食品等，都可能改變照顧現況。遇到好的醫生或適合的照顧機構，可以瞬間提升照護品質，使失智患者受到良好照顧。

另一方面，不適合的醫生、照顧機構及藥物，也可能大幅降低照護品質，讓整個流程極度不順。

我在上一本書曾經提過，我家與第一間醫院合不來。直到遇見第三位醫生才終於合得來，照護流程也大幅改善。現在回頭想想，最初的半年是命運的分水嶺，要是當時選擇錯誤，媽媽的病情絕無法穩定下來。

可以推崇，但絕不可言聽計從

每次與努力學習失智症相關知識的照顧者聊天，我一定會這麼說：「河野和彥醫生真的很棒！」、「我覺得長尾和宏醫生也很好，還有松嶋大醫生，他也很專業！」遇到行醫理念、治療方針適合失智家人，且深受照顧者認同的醫生，照顧者就會成為醫生的忠實支持者。

由於照顧者都是抱者尋找浮木的心情求醫，因此只要遇到各方面都適合自己與失智家人的醫生，就會像找到偶像一樣崇拜。

失智症有許多治療方法，**患者與醫師之間也有「合不合」的問題。遇見讓自己推崇到近乎偶像般支持的醫生，也代表自己在照護上遇到的任何問題都能獲得改善。**唯有建構完整的醫療、照護與實踐醫療照護鐵三角，才能讓失智照護完美無缺。不少人以為醫療與實踐是醫生的責任，照護則是專業照護員的工作。將這三點視為同一件事，但從照顧病人的角度來看，照顧者才是建立鐵三角的關鍵人物。只要建構均衡的鐵三角，就能做到完美的照顧。

不只在醫療層面找到自己想要的方法，也要在照顧層面找到適合的項目，找到之後必須徹底實踐才能發揮效果，因此還要找到可具體實踐所有計畫的醫生。

尋找適合的書籍也是一種方法，不過，唯有實踐才能看到具體成果。結合醫療、照護、社會福利等不同業界專業人員的型態稱為「跨領域合作」。

當工作分得愈細，就很容易壁壘分明，無法順利推展。其中尤以醫療與照護的界線最為明顯，基本上醫生不會介入照護工作。

不過，對照顧者而言，醫療與照護是一體的。因此，我才會提出由照顧者建構鐵三角的想法。在醫療層面上，我推崇河野和彥醫生的河野療法；在照護層面上，我推崇杉山孝博醫生；還找了物語診療所盛岡的松嶋大醫生幫忙實踐所有內容，這就是我建立的鐵三角。

建構好鐵三角之後，各位不要謹守現況，應抱持開放的態度，繼續尋找更適合家人與自己的觀念與想法。每當出現新科技或開發出新藥物，環境就會跟著改變。我們也不能故步自封，必須隨時更新鐵三角。

有些醫生只有經驗、直覺與膽量，卻沒有能力應付新技術。為了避免發生問題，絕對不能從一而終或言聽計從。我很幸運，這四年來不需要更動鐵三角，目前的鐵三角是最完美的狀態。

21 一定要知道的「實證醫學」與「敘事醫學」

不靠經驗與直覺，以科學角度根據客觀證據進行的醫療行為稱為「實證醫學」（evidence-based medicine, EBM）。實證醫學相當重要，如今已是一般醫療機構廣泛運用的醫學常識。

相較於此，還有另一種醫學理論稱為「敘事醫學」（narrative based medicine, NBM）。「narrative」是「故事、敘述」之意，敘事醫學指的是醫生（醫療從業人員）傾聽患者或患者家屬述說的故事，雙方共同建立良好關係的醫療行為。

舉例來說，無論攤開多少客觀數據，失智症現階段根本無法治癒，醫生只能延緩病情。既然如此，不妨好好研究失智患者與家屬的主觀意識，與經歷各種變化的人生故事。

現在在自己眼前的雖然是名失智患者，但他經歷過屬於自己的人生，了解患者的人生對治療失智症很有幫助。光看檢驗數字，無法控制失智病情。

遺憾的是，大多數醫生不想理會患者的人生故事，只想憑自己的知識與經驗治療患者。看診時間只有五分鐘。醫生完全不問疾病背後的故事，患者只拿到醫生開立的處方箋。患者回家吃了藥，病情卻絲毫不見起色……。這些都是「失智症一一〇」熱線最常聽到的抱怨。

失智症與感冒、骨折不同，失智患者必須與醫生建立長期的醫病關係。當病人出現徘徊症狀，醫生的第一反應就是開藥舒緩症狀。

不過，若從敘事醫學的角度來看，就能從患者的「故事」找到原因，他或許想要去年輕時工作的職場，或想回去以前住過的地方。

敘事醫學確實能幫助醫生找出原因，思考對策。事實上，有些醫療機構在建構醫療計畫時，也會將病人的「故事」納入考量。

醫生與家人共同撰寫敘事醫療表

在物語診療所（富山縣礪波市），除了病歷表之外，還會使用「敘事醫療表（Narrative Sheet）」協助醫療。由護士、照護士與患者家屬共同紀錄失智患者的狀態與對話，包括失智家人的生活小插圖、照片、語無倫次的對話等。

物語診療所的負責人佐藤伸彥醫生，過去曾在大型療養醫院從事終末期醫療。當時他負責的患者人數太多，連名字都記不清，這段經驗讓他決定改變，好好面對病患本身與家屬的人生，直到現在。

我媽媽目前就在物語診療所的分所「物語診療所盛岡」，接受松嶋醫生的治療，目前已邁入第四年。醫病之間相處融洽，毫無壓力。

深入研究病人與家屬的「人生故事」，意味著打破醫療和照護的界線，真誠面對患者的一切。

醫生要與患者、家屬合而為一，齊心合作，共同撰寫人生故事。

佐藤伸彥醫生會參加患者的告別式、唸祭文，家屬無不感懷在心，感謝醫生為他們做的一切。

目前已有幾家醫療機構不只靠科學數據醫病，更深入了解患者的「人生故事」，各位一定要記住這一點，必要時作為選擇的參考。

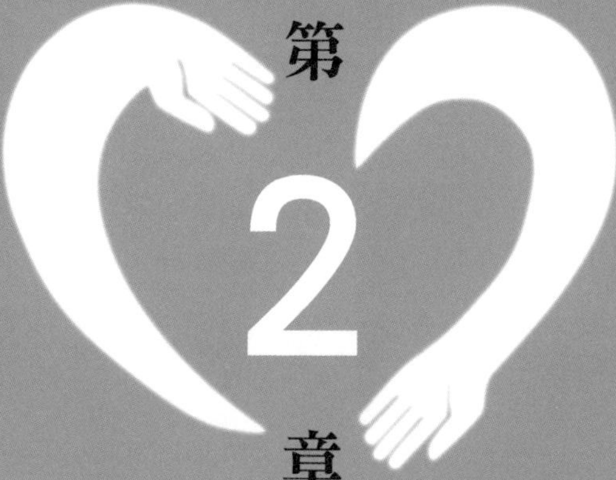

第2章

失智症的好用物品

椰子油無法改善失智症的原因和解決方法

本章將介紹我實際使用過，有助於治療失智症的實用商品與食品。善用市售商品，可以幫助照護者的負擔。

22 椰子油可以改善失智症？

椰子油是目前最受注目的油品，到處都能買到。

美國的瑪麗・紐波特（Mary T.Newport）醫生寫過一本書，內容描述她的先生罹患早發性阿茲海默症，於是她讓先生食用椰子油，病情獲得改善的過程。

我看了書之後，也讓媽媽吃椰子油。後來還流行在咖啡裡加椰子油，或是在冰淇淋加一匙椰子油，不過，我早在形成風潮的一年半前就給媽媽試過了。

遺憾的是，我給媽媽試了三個月便宣告失敗。由於椰子油只要低於二十度就會凝固，如果要融化成液體必須隔水加熱，絕對不能放進微波爐加熱，避免溫度太高變質。有時我會將裝著椰子油的玻璃瓶，放入注滿熱水的浴缸中加熱。

我媽媽早就用慣了沙拉油，她平常又一個人住，不會為了使用椰子油特地隔水加熱，於是又用回了原本的食用油。

我向日清 Oillio 公司請教「中鏈脂肪酸」的好處

椰子油的健康功效在於其主成分之一「中鏈脂肪酸」。在所有油品中，椰子油的中鏈脂肪酸含量特別高，超過六成。

此外，母乳與牛奶也含有中鏈脂肪酸。由於這兩種食品的安全性較高，不少醫生與照護員會讓患者當營養食品食用。對於需要積極補充熱量的早產兒、腎臟病患者與營養不良的高齡族群都很有幫助。

中鏈脂肪酸進入人體之後，便會被運送到肝臟，生成酮體。大腦唯一的能量來源是葡萄糖，阿茲海默症患者的大腦無法利用葡萄糖，使得腦細胞休眠，陷入腦功能不全狀態。根據日清 Oillio 公司的實驗報告，酮體是大腦的第二能量來源，失智患者的大腦可將酮體轉換成能量，維持大腦運作。

我在先前提過，基本上，我媽媽採用河野療法治療失智症。河野療法在二〇一五年首次提及椰子油的功效，二〇一六年又新增以下內容：「不僅失智患者的病情獲得大幅改善，病患家屬常吃椰子油，也有益身體健康。不少醫生認同椰子油的健康功效，市面上也推出許多相關書籍。」（河野和彥）

儘管河野醫生也大力提倡，但誠如先前所說，使用椰子油之前必須經過一些處理，為了避免麻煩，我有一段時間不再使用椰子油。

根據紐波特醫生的研究數據，**大約九成的失智症照顧者認為，患者攝取中鏈脂肪酸後，症狀獲得明顯改善；約六成認為記憶力與認知能力比以前更好**。此外，椰子油對於改善路易氏體型失智症、額顳葉型失智症等也有廣泛效果。日清 Oillio 公司日本研究中鏈脂肪酸最詳盡的公司。

為了進一步了解中鏈脂肪酸，我造訪了日清 Oillio 公司。該公司的中鏈脂肪酸事業化推進室主管渡邊慎二博士向我表示：「我們給在照顧機構生活、靠輪椅代步的重度阿茲海默症患者，食用含有中鏈脂肪酸的食品連續三個月。結果發現，他們能在有參考範本的狀況下，寫自己的名字。我們給患者看的是漢字的寫法，其中有一名患者寫的卻是平假名，向患者女兒求證之後，才知道患者以前習慣以平假名寫自己的名字。由此可見，患者並非純粹抄寫，而是靠記憶以原有的習慣寫名字。這個結果讓我們大為振奮。此外，患者也出現臉部表情豐富、失禁次數漸少等改變，減輕不少專業照護員的負擔。」

不僅如此，有些照顧機構表示，從沒見過像中鏈脂肪酸如此有效的成分。他們也曾接到某位太太的感謝電話。她的先生罹患早發性失智症，食用含有中鏈脂肪酸的食品後，竟可以自己搭電梯下樓，丟完垃圾後再回家。讓她忍不住喜悅，哭著向他們道謝。

我家攝取中鏈脂肪酸的具體方法

有一次我媽媽跟主治醫生說：「醫生，我最近狀況很好呢！我竟然想得起來昨天吃了什麼、去過哪些地方，好久沒有這種感覺了。」

於是醫生就問我最近是否給媽媽吃了什麼？我才想起三個月前，我給媽媽吃了某樣新商品。這件事也讓我深刻體會中鏈脂肪酸的健康功效。

我給媽媽吃的是日清 Oillio 公司出品的「中鏈脂肪酸 Memorion」，這是一種做成長條狀的優格口味果凍。由於口味絕佳，媽媽很喜歡吃，輕輕鬆鬆就能攝取中鏈脂肪酸。無須隔水加熱，還能放進按日期排列的藥盒，無須擔心錯漏。媽媽從那個時候吃到現在，已經持續超過一年。

此外，我也將煮菜用的沙拉油換成「綺麗健康油」。綺麗健康油是日本政府認可的特定保健用食品，含有中鏈脂肪酸，讓媽媽自然而然地在日常生活中攝取中鏈脂肪酸。根據日本國立長壽醫療研究中心大塚禮率領的研究團隊長達八年的研究，長期攝取中鏈脂肪酸的高齡長者，其認知功能比不攝取的人明顯較好。

唯一要注意的是，大量攝取中鏈脂肪酸容易導致腹瀉。一開始盡量不要大量攝取。比較好的做法是慢慢增加攝取次數，較不容易腹瀉。中鏈脂肪酸的每日建議攝取量為二十公克，以「中鏈脂肪酸 Memorion」為例，一天吃三次（早中晚）即可達到每日分量。中鏈脂肪酸的效果因人而異，我媽媽的狀況雖然比以前好，但還不到「戲劇性改善」的程度。

有些家屬也在部落格上留言表示，他的家人吃了之後立刻產生效果。

二〇一六年三月，日本消費廳對於未標示椰子油健康功效科學實證的業者，以違反食品表示法為由提出裁罰。不少消費者看到這則新聞，才發現一直以為椰子油沒有健康功效，但事實上並非如此。

23 你如何看待「健康食品」？

現在很流行的椰子油一般人還能接受，但不少人一聽到健康食品就覺得品質參差不齊，認為那些都是騙人的產品。

我以前也是如此，但只要是與失智症有關的事情，我就會努力試著了解，我希望各位不要變成「被動反應的人」（請參照心得十五）。

我給媽媽吃米糠健康食品「Feru-guard」長達三年，還加上前一節介紹的「中鏈脂肪酸 Memorion」。這兩項產品都不是藥物，而是健康食品，媽媽吃了之後，病情十分穩定。話說回來，是否只有製藥商生產的失智症藥物才能安心服用？

若是失智症以外的疾病，相信各位不會有這樣的疑問。但不可否認的，不少**患者因為吃了太多藥導致病情惡化。藥物確實具有延緩失智症狀的效果，但必須**

建立在適當的醫師處方與家屬照顧的基礎上。

前一陣子我參加了河野和彥醫生舉辦的研討會。河野醫生在會中分享，他曾在大學醫院遇到醫生開立正確藥物，患者服用之後卻不見起色，於是向他求救的案例。不少失智患者吃了藥之後不僅沒好，病情反而惡化，於是吃更多藥，病況卻日益加劇。河野醫生接著說：「**若完全按照醫生指示，嚴守藥物的用法與用量，最後一定會導致患者死亡。**」

我看過幾部河野醫生主辦的研討會影片，內容描述患者求助河野醫生，醫生微調藥物後，患者病情逐漸改善的過程。

小小的調整藥物的比例，就能大幅影響病情，因此若醫生指示有誤，後果將不堪設想。我認為現在還有許多照顧者沒發現醫生的錯失，相信醫生開的藥是對的，而深深地影響著患者的病情。

並不是要大家懷疑醫生，就像前面說過的，患者本身也需要保持關心的態度。不可以認為所有事情只要交給醫生與專業照護人員就可以了。

一般人認為健康食品無效的三大原因

根據前方介紹的日清 Oillio 渡邊博士的說法，曾有重度阿茲海默症患者停用中鏈脂肪酸後，病情回到原本的狀態；恢復服用之後，病情又獲得改善。

一般人之所以覺得健康食品無效，第一個原因就是中途停止服用。

不少照顧者聊天時都會提到，他們給自己家人服用健康食品，卻覺得家人病情沒有起色。事實上，各位應該進一步了解他們給家人服用的詳細經過。有些人以為一吃見效，吃沒多久便放棄了；也有人只吃一週就停了，這樣的狀態無法斷定健康食品的效果。

第二個原因是照顧者的觀察力。

不是每次都會出現戲劇性變化，但我媽媽偶爾也會出現一點小變化，例如她記得我們昨天去過哪些地方。有時回頭一看才發現，這一、兩年媽媽的病情相當穩定。照理說病情應該逐漸惡化，但發現現在跟過去沒有兩樣，著實令人安心。

有時候照顧機構的照護員比病患家屬觀察更入微，這也是要注意的地方。

第三個原因則是個人差異。就連獲得醫學實證的藥物，其效果與副作用也會有個人差異。因此，我媽媽吃了有效的健康食品，不一定適用於所有人。

24 如何確認該項藥品或健康食品確實有效？

至少要搜尋與調查，了解該項健康食品的製造商是否可信，相關資訊是否清楚完整，聽聽實際使用者的心得（最好能與使用者親自交談）。

諮詢醫生意見也很不錯，不過，許多醫生不相信健康食品，他們認為：「不要吃毫無科學根據的健康食品，只有藥物才真正有效。」當我們感冒或胃痛，覺得病情好轉時經常自行停藥。但失智症很難治癒，病人通常會依賴醫生開的處方藥物並持續服用。話說回來，**病情毫無起色時，暫時停止服藥也是方法之一**。

先前提過的重度阿茲海默症患者，停用中鏈脂肪酸後，才親身感受到效果。我媽媽曾經忘了服用 Feru-guard 一星期，結果言行舉止出現異狀，這才發現 Feru-guard 有多重要。藥物的效果會比健康食品更好、更明顯。

藥物有增量限制，通常要從少量開始，最多增加至四倍。先吃少量，覺得沒效再慢慢增量的想法看似正確，但有些失智患者會因為服用較多藥物後，出現暴力行為或腳步虛浮等症狀。

在這種情形下，有些家屬會先懷疑這樣的藥量是否正確，自行幫患者停藥。由病患家屬加減藥量的「家庭天秤法」，正是河野療法的三大支柱之一。

就像先前說過的，有些患者停用後才發現該項藥物或健康食品的效果。具體來說，若停用後病情惡化，即代表藥物或健康食品有效。

藥物不是絕對，有時健康食品才是良方。**千萬別忘記每個個體都是不一樣的，每位患者的狀況不同，不妨多方嘗試，確認功效。**

25 利用「照片」延緩失智症的發展

各位聽說過「回想法」嗎？這是治療失智症常用的照護方法。

有些失智患者對於過去的事記得一清二楚，對於這類患者，**可以讓他聽充滿回憶的歌曲、看以前的照片、聊過去的事蹟，穩定他的精神。**

我媽媽也有一些美好的回憶，適合運用「回想法」。岩手縣盛岡市有一間

「盛岡歷史文化館」，民眾可透過照片與展示品親身感受往昔的街道景緻。我每次跟媽媽出去，她幾乎都會忘記去過哪裡，唯有去盛岡歷史文化館，她總是牢記在心。與日間照顧中心的其他患者聊天時，光是盛岡就能聊超過九十分鐘。

有一天我收到一張傳單，得知收錄昭和時期盛岡街景的攝影集即將上市。媽媽似乎很想買那本攝影集，一直收著那張傳單。那本攝影集售價將近一萬日圓，我很擔心媽媽會打電話給書店重複訂購，所以每次回家就會將傳單丟掉。

一個月後，我買了那本攝影集送給媽媽當聖誕禮物。她翻閱那本攝影集，仔細看了兩個小時，看來她真的很懷念以前的盛岡，還不時對我訴說當時的回憶。

沒想到幾天後她竟完全不看那本攝影集，為了避免浪費，我便將那本攝影集捐贈給日間照顧中心。

利用身邊物品實踐回想法！

繁華的城市通常都有人整理過去的街景照片，出版懷舊攝影集。日本農山漁村文化協會也推出一系列《從照片回憶昭和生活》書籍，雖然不是自己故鄉的回憶，但也能帶領患者回到過去時光。

話說回來，小型的地方城鎮很難推出攝影集。此時不妨收集家中的舊照片，集合成一本相簿。盛岡的懷舊攝影集出版前，我經常帶著奶奶和媽媽年輕時的照片，到奶奶的病房給她們看。奶奶和媽媽看著以前的照片，就像回到昭和三〇年代，聊得不亦樂乎。雖然那些照片看了三十次以上，但奶奶和媽媽每次都像是第一次看到一樣興奮不已，不斷地緬懷過去。每每讓我敬佩回想法的厲害之處。

利用微回想法訓練腦力

我拍下家訪護士、居家照護員與職能治療師的照片，讓媽媽看照片記名字，同時還能訓練媽媽的大腦，讓她記住經常往來家中的人叫什麼名字。

拍下對方的照片後，在照片旁貼上他的名字，時不時拿給媽媽看。

這個方法稱為微回想法。為什麼取名「微」？因為這些人都不是三十年前的故人，而是現在照顧媽媽的人。**對失智患者來說，「最近」的人事物最難記住，因此微回想法有助於刺激最近的記憶能力。**

我請所有醫生、護士以及與照護有關的人都叫我媽媽的名字。身為病患家屬，我很感謝他們對媽媽的照顧，很想送點心給他們聊表心意，可惜他們不收。

於是，我在想「媽媽很努力記住他們的名字，因此讓媽媽以名字稱呼護士和照護員，而非感覺見外的姓氏。」無論是誰，都很喜歡別人叫自己的名字，因為感覺很親切。罹患失智症的媽媽若能記住別人的名字，相信對方一定會感到特別高興。我媽媽每次都要花半年到一年的時間才能記住一個人的名字，雖然不能送點心給醫護人員，但可以稱呼對方的名字，展現宛如家人的親切感。

電視新聞不斷報導照護員的離職率居高不下，身為負起照護之責的病患家屬，我們能做的就是向幫助我們的照護員表達謝意，稱呼他們的名字，拉近彼此之間的距離。我相信這麼做絕對有助於降低照護員的離職率。

這麼做就能回憶二〇二〇年的未來！

各位聽過虛擬實境（virtual reality；簡稱ＶＲ）嗎？這是利用電腦創造一個虛擬世界，讓使用者感覺仿佛身歷其境的技術。虛擬實境最早是在電玩遊戲等娛樂產業中發展出來，這項技術也開始運用在照護失智患者的領域裡。

在現實生活中，家屬很難帶著臥病在床的失智家人回故鄉省親，也很難帶著行動不便的失智家人去看演唱會。但這一切都能在虛擬實際的世界裡實現。

利用虛擬實境實踐回想法，可以體會到更真實的感覺。個人助理（Certified Care Worker，日本稱為介護福祉士，為缺乏自理能力的老年人提供生活照料和康復護理等服務）登嶋健太先生是這個領域的先驅，ＮＨＫ「早安日本」節目還特別製作專題報導。當天節目中介紹了一位九十三歲的女性病患，她平時都會去日間照顧中心接受照護。登嶋先生透過虛擬實境讓她重新體驗與先夫一起去義大利旅行的感覺，她想起當時的回憶，忍不住淚流滿面。

頭戴式顯示器盒鏡「Hacosco」是可以輕鬆體驗虛擬實境最簡單的方法。盒鏡是一個用紙製作而成的護目鏡，只要裝上智慧型手機，就能輕鬆享受虛擬實境的效果。售價約一千日圓，可在亞馬遜等網路商店購買。

我家沒有拍過紀念影片，雖然媽媽沒用過，只有我用過這台裝置，不過我很清楚使用虛擬實境是什麼感覺。

科技隨著時代不斷演進，如今失智患者已能透過虛擬實境，體驗使用任意門或坐上時光機的感覺，在全世界四處旅行，也能回到過去，重溫舊夢。

26 D Free便便警告器

日本內閣府於二〇一三年發表一份「照護機器人特別民意調查」報告。根據這份報告，在家照護最辛苦的事情就是處理排泄事宜（陪同上廁所、換尿褲），我相信就連專業照護員也吃了不少苦頭。

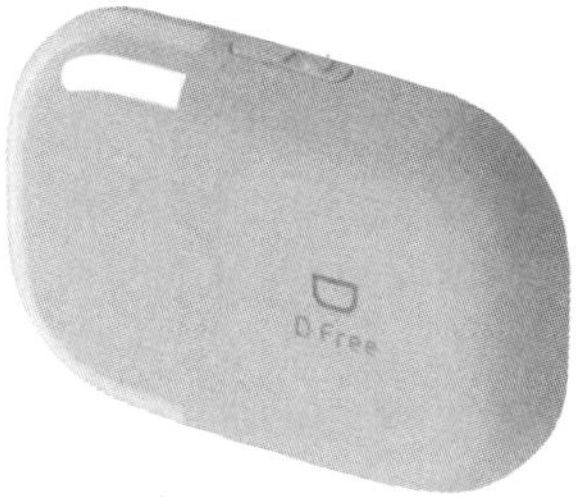

D Free 便便警告器

我在前一本書曾經介紹過「D Free便便警告器」，這項裝置可以有效解決照顧者的困擾。只要將「D Free便便警告器」貼在患者的下腹部，內建的超音波感應器就會監視患者體內的動靜，並透過手機應用程式，在

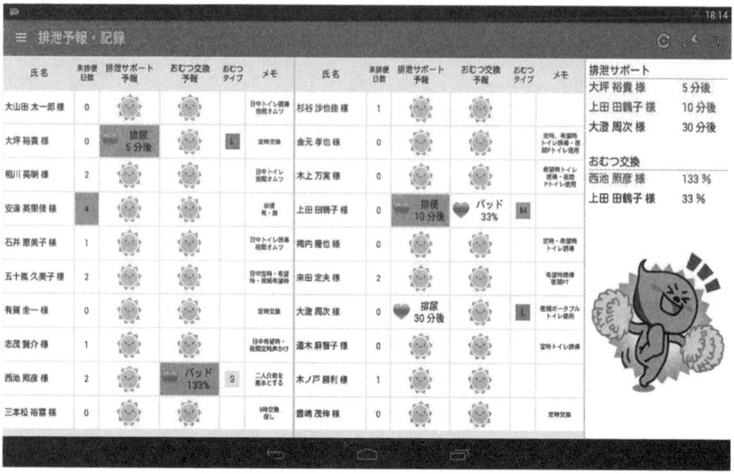

©Unlog

檢驗測試中的實際畫面。

螢幕上顯示使用者將會於幾分鐘後尿尿或排便，可說是劃時代的儀器。

我曾經拜訪開發商Triple W日本株式會社董事長中西敦士先生，請他讓我看看D Free便便警告器的操作示範。如今不少照顧機構與醫療機關都在進行測試，預計二〇一六年九月即可完成（本書在日本二〇一六年七月出版）。

各位請參閱檢測圖片，畫面設計簡單明瞭，一眼就能掌握使用者幾天沒排便、幾分鐘後就會排尿，就連已排出多少尿液也清楚紀錄著。

此外，漏尿墊的大小會影響尿液吸收量，因此只要輸入使用者常用的漏尿墊尺寸，D Free便便警告器就能以百分比顯示漏尿墊已吸收多少尿量。舉例來說，假設使用者用的是可吸收三百毫升尿量的漏尿墊，且目前使用者已排出一百五十毫升尿液，螢幕便會顯示「漏尿墊 50%」。

誠如我剛才提及，有些照顧機構將於二〇一六年九月導入D Free便便警告器。一般來說，收費型老人安養院會向家屬實報實銷尿褲費用，若家人入住的老人安養院導入這項系統，就能大幅減少購買成人紙尿褲的支出。

我家使用「D free」的方法

不久前，我帶著媽媽到公園散步，她跟我說想上廁所。若以我的腳程計算，只要一分鐘就能走到離我們最近的廁所。但媽媽雙腳不方便，走到廁所要花五分鐘以上，差點來不及。當時要是有D Free便便警告器，就能提早預測何時需要尿尿，儘早帶媽媽往廁所的方向走。

若將來媽媽無法自行走到廁所，就要使用便器椅。不過，要先下床再坐上便器椅，還是需要花費一點時間。

如果能提早感測尿意，就能輕鬆因應，無須事到臨頭才手忙腳亂。更棒的是，媽媽再也不會弄髒床單或睡衣，也不用清洗大量髒衣服。

我的奶奶曾經出現嗜糞症狀，使用D Free便便警告器，有助於避免失智家人接觸糞便，導致感染。

有些失智患者無法主動告知想尿尿或排便，D Free便便警告器可提醒照顧者注意，也能避免患者罹患尿布疹。長期使用將有助於患者自行排泄。D Free便便警告器不僅能幫助照顧者減輕排泄照護的壓力，也能避免傷害失智患者的自尊，可說是十分方便的工具。

D Free便便警告器在募資網站上的價格設定為排尿款一萬八千日圓、排便款兩萬四千日圓、尿便兩用款三萬六千日圓。雖然一般通路的售價尚不明確，但就網站的價格設定而言，算是經濟實惠。一般民眾可透過智慧型手機進行管理，最快在二〇一六年年底即可買到。

27 善用科技，提高家屬對失智家人的關心度

我在上一本書介紹了不少與失智症有關的商品，其中受到熱烈迴響的是網路攝影機「Sumakame」。將「Sumakame」安裝在家裡開啟拍攝模式，家屬只要透過智慧型手機就能監看失智家人的情形，價格僅需一萬日圓左右，深受各界好評。

我曾經將攝影畫面（媽媽的現場影像）拿給身邊朋友看，不僅安裝簡單，價格也很便宜，他們都很驚訝。還有許多網友透過推特詢問使用方法。

這次我想向各位介紹「Sumakame」的另一個用法。

善用由於太過方便而忍不住一直查看的人性

以前我曾經利用 Skype 拍攝自家客廳，但每次使用都要登入，功能設定也很繁瑣，因此我妹妹幾乎不開 Skype。

如今改用「Sumakame」後，只要點一下智慧型手機，就能看到媽媽現在在做什麼，就連我妹妹也忍不住打開手機，確認媽媽的情形。

除了主要照顧者之外，其餘家屬不一定都很關心失智家人的狀況。如果你身邊也有這樣的家人，不妨在他們的手機裡安裝「Sumakame」應用程式。

由於使用起來真的很方便，不少親友都會忍不住一直看手機，有些人甚至讓我擔心他會不會太投入了。

話說回來，**我認為在手機裡安裝「Sumakame」應用程式，有助於讓那些對照顧病人毫不關心的家屬，開始注意失智家人的近況。**

以我家為例，我媽媽最常待在客廳，所以家裡只裝一台。我的房間在二樓，每次回家住的時候，我都會利用「Sumakame」查看樓下狀況。

「Sumakame」可安裝兩台以上，一台設置在玄關，避免失智家人在外遊蕩；也能拍攝藥盒，監控失智家人是否按時吃藥。有些人會安裝在臥室，以確認家人的即時情形，任何時間都不錯過。

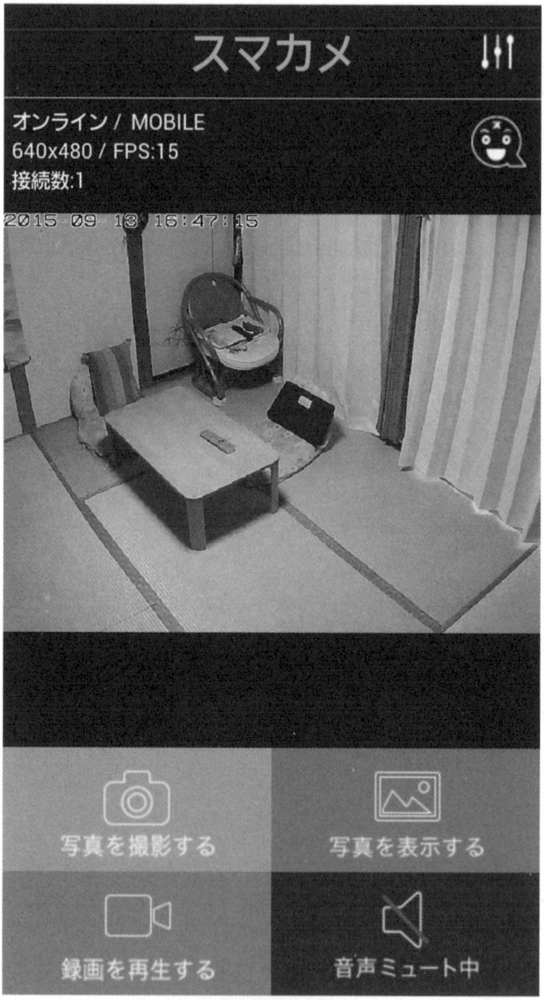
スマカメ
オンライン / MOBILE
640x480 / FPS:15
接続数:1
2015-09-13 16:47:15
写真を撮影する
写真を表示する
録画を再生する
音声ミュート中
媽媽家的客廳。

第3章

失智患者與社會連結

年輕時的「工作」最能撼動失智患者的心

人類是群居動物，很重視自己與社會之間的連結。根據我的經驗，失智患者也很害怕與社會脫節。本章將與各位分享失智患者與社會接軌的重要性。

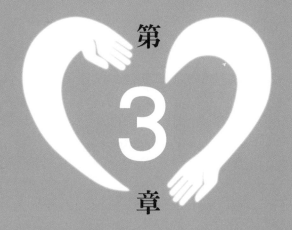

28 年輕時的「工作」最能撼動失智患者的心

我已故的奶奶曾經在鹿島建設擔任舍監，她對自己每天做菜餵飽男性員工的胃，與在大企業工作的事感到無比自豪。無論她在哪家醫院住院養病，都會提及這段過往，所以大家都叫她「鹿島建設的奶奶」。

媽媽常去的「物語診療所盛岡」是一間透天厝，從外表完全看不出這是一家醫院。一般家庭的餐廳就是候診室，患者與家屬可坐在餐桌旁等待，我也有機會與失智患者聊天。**只要是初見面的失智患者，我一定會與對方聊起年輕時的「工**作」。每次他們都神采奕奕地說：

「我年輕時可是個飛行員呢！」

「我父親生前是個警察。」

對失智患者而言，五十多年前的回憶比昨天的記憶更鮮明，因此他們說來更加生動，臉上的表情活靈活現。他們都是週休一日，建構日本經濟的推手，聊起年輕時的「工作」滔滔不絕，讓我忘了他們是失智患者。

連頑固的人也無法抗拒「工作」的魅力

記得有一次看電視，節目中出現一位曾經擔任業務的男性失智患者。一開始他一直坐在車裡不想下來，後來有人對他說：「這裡有一些資料，來幫忙。」他立刻就下車了。我媽媽也經常鬧著不願去日間照顧中心，此時只要說「大家都吵著要吃工藤女士的料理」，以前當過舍監的媽媽就會趕緊準備出門（我的奶奶與媽媽都曾做過舍監的工作）。「工作」就是能如此撼動人心。

有些人防禦心較重，不願意與他人說話，但只要問「工作」的問題，就會打開話匣子。如果你的失智家人年輕時也曾辛勤工作，不妨與他聊聊年輕時的工作，一定會有所收穫。

29

罹患失智症的美髮大師
在異地開設髮廊的勵志故事

接下來我要與各位分享我採訪過的故事。

有一次我採訪在週刊擔任記者的淺野里美女士（假名・四十九歲），她的媽媽雅子女士（假名・七十七歲）在秋田縣唸完中學後到東京從事美髮工作，努力學習了十五年。後來嫁到兵庫縣，在兵庫縣開了一間髮廊。

里美女士對我說：「媽媽的髮廊生意最好時，每個月的收入可以超過五十萬日圓。每年除夕店裡都大排長龍，我媽媽每天熬夜工作，才成為美髮大師。」

事業有成的雅子女士在兵庫縣蓋了兩棟房子，後來因為家庭因素，在六十九歲的時候搬到里美女士住的神奈川縣。她辭去工作，由於長期罹患頸椎後直韌帶骨化症（支撐脊椎的韌帶出現骨化、變硬的重大疾病），後來決定動手術治療。

雖然手術很成功，出院後卻出現口出惡言、妄想等症狀。

雅子女士以前幾乎全年無休，突然搬到陌生的地方過著隱居的日子。接著開刀住院，引發輕度認知障礙（ＭＣＩ），若不細心治療就會惡化成失智症。她沒有了工作，生活中缺乏刺激與緊張感，陷入憂鬱狀態，經常和家人發生口角。

再這樣下去，事情將一發不可收拾，於是一家人促膝長談。溝通時，雅子女士表示自己還想再工作，里美女士卻認為媽媽年事已大，不能再如此勞累。

沒想到里美女士的先生竟然建議：「無論是成是敗，不做怎麼知道？要是媽媽做起來了，我也可以辭掉工作回來幫媽媽。」就這樣在輕鬆的氣氛下，決定開髮廊。話說回來，神奈川縣可說是髮廊的激戰區。無論哪個地點，房租都超過二十萬日圓，再加上初期資金，購買洗髮椅、燙髮劑等各種成本，壓力實在不小。

就在這個時候，里美女士的大姑伸出援手，對他們說：「我手上有一千萬，可以借三百萬給你們。」里美女士的大姑經過檢查發現罹患卵巢癌（目前處於緩解期），領到一筆保險金，資金問題就這樣奇蹟似地迎刃而解。

接著要尋找適合的店面。他們找了幾十家店面，房租幾乎都要二十萬日圓以上，實在租不下手。後來，在家附近找到一間屋齡五十年，房租只要十萬日圓的店面。那家店的二樓是住家，可以住在裡面，白天到一樓開店。而且距離車站走路只要十五分鐘，以前是一間花店。雖然附近住戶陸續搬出，四周略顯荒涼，但因為租金便宜，最後決定租下該處。

資金與店面順利解決，接下來就要買生財器具。儘管雅子女士罹患輕度認知障礙，但她還記得自己曾經是美髮大師的過去。雅子女士親自出馬，挑選二手洗髮椅、椅子等店內用品，不聘請學徒，獨自經營只有三坪的小型美髮店。

只要用心，輕度認知障礙患者也能經營美髮店

為了開這家店，雅子女士下了不少工夫。首先，簡化所有服務的價格，讓結帳過程更加輕鬆。例如剪髮兩百日圓、染髮四千日圓、燙髮五千日圓，避免使用百圓以下的零錢。雅子女士不會操作收銀機，所以將錢放在長夾中保管。此外，寫下燙髮順序，貼在牆壁上，就能按部就班地完成燙髮工作。

在即將開幕的倒數一個月，身為出資者的大姑成為美髮店的第一位客人。由於雅子女士已經很久沒有幫客人燙頭髮，沒想到幫大姑燙完後，竟燙出其他髮廊也無法挽救的佛陀髮型。這個結果讓雅子女士十分沮喪，不過她也鼓勵自己「習慣之後就能找回以前的手感」。

話說回來，這個失敗經驗讓雅子女士決定投保保險，避免日後出現客訴問題導致經營危機，幸好這項保險從來都沒用到。二〇一一年一月，在既期待又害怕受傷害的心情下，美髮店順利開張。

雅子女士只在附近郵局張貼開幕海報，沒做任何宣傳。里美女士也做好隨時收攤的心理準備，幸好一切順利，開幕不到三個月，每個月的營業額就達到三十萬日圓。由於那一帶只有這家美髮店，老年人口也較多，因此雅子女士特地用心服務老年族群，贏得好口碑。在口耳相傳之下，生意愈來愈好。原本擔心再度燙出佛陀髮型，還好老天保佑，生意好到可以開玩笑地說：「來開第二家店吧！」

里美女士對我說：「店裡生意這麼好真的很開心，當初堅持開店真是做對了！」雅子女士不僅不再出現失智症的周邊症狀，也沒忘記美髮師的技術。她的美髮店最後還成為當地居民的交流中心，許多鄰居每天到她店裡喝茶聊天。

這樣的日子過了三年，直到發生了那件事。

罹患阿茲海默型失智症且併發肺癌

雅子女士的美髮店有一對常來店裡消費的八十歲姊妹，她們跟里美女士說：「妳媽媽竟然把客人當成小偷，她的樣子很不對勁，妳最好帶她去醫院檢查一下。」儘管雅子女士有時無法和客人正常對話，但服務品質沒有問題，客人對於新髮型也很滿意，因此不影響店面營運。這是里美女士第一次聽說自己媽媽在言行上與客人發生爭執。

後來里美女士帶媽媽去醫院檢查，醫生判定雅子女士罹患了阿茲海默型失智症。後來又做了照護需求認定檢測，結果是最高等級的一級。店面二樓的房間早已在不知不覺間堆滿雜物，變成垃圾屋。

屋漏偏逢連夜雨，里美女士帶媽媽去大醫院照X光片，意外發現媽媽罹患了超早期肺癌。住院後，雅子女士又恢復以前的模樣，不僅任意按護士鈴，有時還記不起自己的病房在哪裡。里美女士心想，從媽媽的身體狀況來看，美髮店是開不下去了。出乎意料的是，雅子女士出院後再次開門做生意。之前因為住院，美髮店暫停營業兩到三週。這段期間客人們耐心等待，等到美髮店恢復營業又紛紛上門，創下單月營業額五十萬日圓的最高記錄。

儘管雅子女士努力不懈，她也逐漸感覺到自己的行為舉止變得怪異，益發覺得手持利剪會讓她自己成為一顆不定時炸彈。雅子女士覺得自己已經工作夠久，也做得夠好，考慮結束美髮店的生意。由於她罹患失智症的事情早已傳遍鄰里，上門的客人也不如以往來得多。她發現自己沒辦法償還借來的三百萬日圓，感到十分內疚，哭著對里美女士的大姑說：「我沒有能力還錢給妳，真的很抱歉。」

二〇一五年的除夕夜，開了五年左右的美髮店結束營業，畫下句點。

雅子女士目前住在團體家屋（group home），她仍充滿希望地表示：「我還想再開一次美髮店。」她甚至要求里美女士幫她從家中帶那支要價二十萬日圓的剪刀到團體家屋來，雖然團體家屋沒有客人等著她剪頭髮，但在雅子女士心中，她就是一名美髮師。她一直在腦海中想像，手拿著剪刀，模擬為客人剪頭髮的情景。雅子女士每週可以外出一次，神情愉快地幫自己的繼母剪頭髮。

聽說每次雅子女士在團體家屋目送里美女士回家時，都會深深地一鞠躬說：「謝謝妳。」這種感覺就像是她在美髮店目送客人離去。

雅子女士的故事讓我深深感覺到，失智患者從未忘記自己以前工作的模樣。

30

「往日工作」的記憶可對抗所有疾病，重拾健康

後面那張照片是媽媽常去的診所，所有醫護人員穿著和服拍的合照。乍看之下似乎是一張再平凡不過的合照，但當我知道這張照片背後的「故事」，令我的

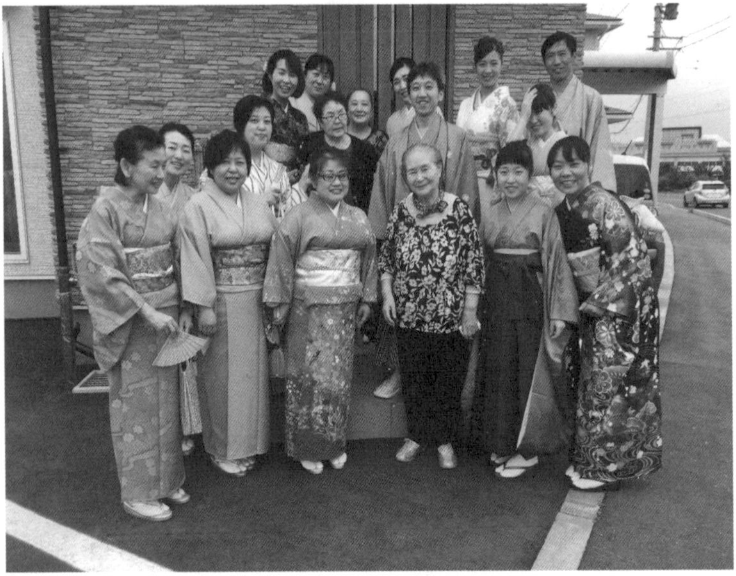

前排右三為瀧田女士，最後排左三是其女兒。
（照片提供：松嶋大）

內心忍不住澎湃了起來。

這張照片裡的和服全是由瀧田智子女士（七十九歲）幫忙穿的。瀧田女士是盛岡市人，從四十歲就負責幫人穿和服，也就是所謂的著付師，這份工作從事了三十多年。不料卻在七十四歲那年罹患了重症等級的潰瘍性大腸炎，這是日本政府列入指定難病（可接受特定醫療費補助且難以根治的疾病）的重大疾病。

瀧田女士住進加護病房三個月，醫生不斷為她清除潰瘍。後來併發肺炎，裝上人工呼吸器，最後將直腸與大腸全部摘除。

她的女兒江見夏惠女士說：「我從沒看過一個人的身上插這麼多管子。」雖然手術成功，但瀧田女士的體力已大不如前，整個人失去了活力。她無法回到原有職場，於是診所的十七名醫護人員便拜託瀧田女士幫他們穿和服拍照。

不過，瀧田女士卻說：「因為生病的關係，我現在無法蹲下，也使不出力氣。」必須先解決這個問題，才能幫人穿和服。

這一切取決於瀧田女士自己的決心。在所有醫護人員的幫助下，瀧田女士花了三個小時完成穿和服的工作，拍下前方介紹的那張照片。看完整個故事，各位是不是覺得很感動？

江見女士說：「我沒想到媽媽會這麼有活力。」幫別人穿和服讓瀧田女士充滿幹勁、神采奕奕，如今還會在診所親手做味噌。瀧田女士並非失智患者，但她罹患了很難治癒的重大疾病。

她的故事告訴我們，即使身患重病，年輕時學到的本領是「自己的拿手好戲」，不僅容易發揮，也能幫助自己湧現生存下去的力量。

31 做出全世界獨一無二的料理，媽媽的無限潛力

我聽了雅子女士和瀧田女士的故事後，不禁羨慕起她們，同時也開始思考，罹患失智症的家母是否也能做些什麼？

媽媽是擁有「神之舌」的舍監

媽媽四十多歲時在山葉發動機擔任員工宿舍的舍監，負責照顧獨自一人到盛岡分公司工作的男性員工，為他們做飯超過十年，曾經一個月沒做過重複的菜色。就連我從東京帶朋友去找她，她也大展廚藝親自款待，十二年來從未斷過。

媽媽的味覺天生就很敏銳，只要在餐廳吃過一次，回家就能精準重現。媽媽也很喜歡做菜，每次都煮一大堆菜，餐桌都快放不下，我們也根本吃不完。

不料二〇〇七年，與媽媽分開住的爸爸突然罹患缺血性中風，手腳不能自由活動，體力也大不如前。為了照顧爸爸，媽媽不再做菜給客人吃。後來，媽媽罹患失智症。如今奶奶已經過世，媽媽只須做兩人份（我和她自己）的料理即可。

比起當年的巔峰期，現在做的菜色銳減九成。再說，我也不想吃到難吃的菜，所以每次我都指定絕不可能出錯的料理。

有一天，媽媽常去的診所貼出一張公告，上面寫著：「招募廚師。六十歲以上，住附近者佳。」原來診所在找可以做菜給院內員工吃的廚師。我想起瀧田女士的故事，覺得這是我媽媽可以做的事情，於是立刻跑去找松嶋醫生。我跟醫生說：「醫生，拜託你讓我媽媽做她的拿手菜，哪怕只有一次機會也可以！」

後來到了我媽媽的回診日，醫生仔細詢問媽媽的「人生故事」（請參照心得二十一「敘事醫學」）。了解她以前在什麼樣的宿舍工作，平時做哪些料理，員工吃了之後有什麼反應等細節。

我媽跟醫生說：「醫生，我的菜很類似『南』帶肉排，吃過的人都說讚！」「妳是說『南』帶肉排嗎？」醫生立刻上網搜尋，卻找不到任何資料。因為這是全世界獨一無二家母發明的創意料理。

醫生後來又問：「妳說的是不是『藍』帶肉排呢？」藍帶肉排是一道瑞士料理，以豬肉或雞肉夾入火腿與起司，再放入鍋中炸成肉排。媽媽以自己的方式做了一些改變，卻不小心記錯名字，說成了「南」帶肉排。

結束看診後，護士問我媽媽使用哪些材料做她獨創的「南」帶肉排，我媽媽得意洋洋地說：「千萬不能用液態鮮奶油，要用打發鮮奶油吃起來比較清爽。」

變身為專業主廚的失智媽媽

終於到了媽媽大顯身手的重要日子，在坐車前往醫院的途中，媽媽一直問我：「阿廣，南帶肉排要怎麼做啊？」為了怕媽媽忘記，從三個月前，每週我都請媽媽做一次南帶肉排。事實上，昨天才剛做了這道菜。不過，診所的廚房和家裡的不同，家裡使用瓦斯爐，診所卻是ＩＨ電磁爐。我很擔心媽媽看到這些與家裡截然不同的調理器具，會不會不知道該怎麼使用？看到媽媽一踏進診所的廚房就不知所措的模樣，我真的以為媽媽會打退堂鼓。

沒想到媽媽靜靜地看了一會兒廚房，雙眼突然發出精光，自從她罹患失智症後，我沒看過她如此認真。三名診所的醫護人員和患者在一旁幫忙，原本惶惶不安的媽媽突然間像是變了另一個人，成為一名專業主廚。

「主廚，請問紅蘿蔔要怎麼切？」

「我不是主廚，我是主婦！」

平時不苟言笑的媽媽，今天竟然會搞笑！媽媽專心用平底鍋煎南帶肉排，讓三名助手負責處理奶油煮紅蘿蔔、炒菠菜與馬鈴薯沙拉等配菜。今天要做二十人份的餐點，平時媽媽在家做飯給我們兩人吃就要花一個小時，現在她竟然一個人包辦二十人份的料理。

就在她煎完肉排，想要去拿裝飾用的奶油時……媽媽突然體力耗盡，啪的一聲用雙肘撐著流理台。原來她剛剛過於專注，沒發現自己已經體力不支，完全無法移動。護士趕快拿一張椅子過來，扶著臉色發青的媽媽坐下。現在只差奶油還沒調味，於是就由個人助理拿平底鍋煮奶油，聽從媽媽的指令調味。

只見媽媽閉著雙眼，像是睡著似地坐在椅子上，一邊說：「加一撮鹽，接著再加一點點醬油。」雖然感覺十分疲累，但她下指令的模樣簡直就像三十年前的超級舍監。罹患失智症的媽媽竟然能有這樣的表現，我真的很感動。

料理完成後，媽媽以主婦，不、主廚的身分向大家說明今天的料理。

「哇，真好吃！」

「這要是在餐廳吃，不曉得要花多少錢？」

每個人吃得讚不絕口，媽媽聽了好開心，離開診所後整個人還是輕飄飄的。或許是因為太開心了，坐車時媽媽還說：「我爸爸也是廚師，我們家果然有家族遺傳，都是天生做廚師的料。」沒想到兩個小時後，媽媽竟然問我：「咦？我們今天去了哪裡？」好不容易重拾的舍監光采，現在已完全消失。

無論如何，那兩個小時的媽媽重現了自己巔峰時期的模樣，這一點我毫不懷疑。**人家常說失智患者活在每一個瞬間裡，但我堅信，他們都很認真地活在那一刻，活出自己的人生。**我深深感覺到媽媽真的很幸福，能獲得如此珍貴的機會。

我多次往返東京與盛岡的最大原因

一般來說，記憶可分成與知識有關的「意義記憶」，與自身經驗有關的「情節記憶」，以及與身體動作、日常習慣有關的「內隱記憶」等。內隱記憶是我們

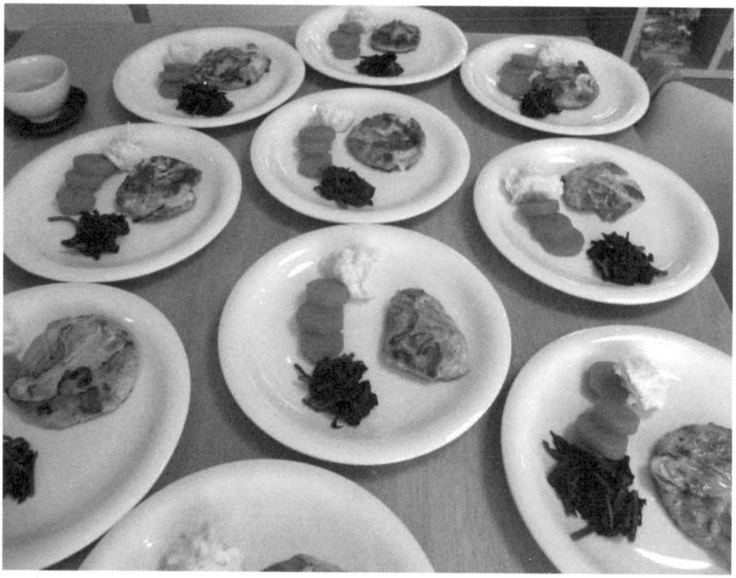
媽媽製作的南帶肉排

終身都會記住的記憶。簡單來說，內隱記憶是「身體自行記住的記憶」。

前面介紹的三個範例，證實了失智患者擁有超乎家人與照顧者想像的內隱記憶。失智患者與罹患重大疾病的高齡患者並非毫無行為能力。這幾年我多次往返東京與盛岡多達幾十次，最大的原因就是料理。做菜對媽媽來說，是她最大的生存價值。若她沒有機會做菜，想必失智症一定會進展得更加快速。媽媽總是說：「我要為兒子做菜。」她到現在還是想盡媽媽的職責。

從東京到盛岡，單程需花費一萬日圓的車資與將近五小時的車程。媽媽的手藝並非每次都能盡情發揮，有時也會炒出沒有味道的豆芽菜，或是燉菜裡的紅蘿蔔還是硬的。即使如此，**我認為「盡媽媽的職責」比服用利憶靈膜衣錠或美憶等藥劑，更能有效醫治失智症**。我相信媽媽的失智症之所以控制得宜，進展緩慢，原因之一就是料理。

或許有人會認為，跟媽媽住在一起照顧她不是更好嗎？但如此一來，對我太太並不公平，而且我一定會相當自責。為了不讓媽媽煩心，我告訴媽媽我在大公司工作，沒告訴他我是一名接案子的自由工作者。

說真的，哪家公司員工可以一年請假回鄉省親近二十次呢？

32 與其增加照顧機構，讓失智患者辛勤工作的舞台更重要

我開始照顧媽媽第五個月時，有一天我到盛岡市的公共職業安定所，幫媽媽找工作。我媽媽已年屆七旬，只會做菜。我用觸控筆在電腦螢幕上搜尋適合媽媽的工作，找到十筆資料，立刻印出帶回家。

媽媽雙腳不方便，又沒有汽車駕照，就算找到工作，她要如何外出上班？雇主對於失智患者又有什麼樣的想法？其實要面臨的問題相當多，現在回想起來，我覺得自己當時的行為太衝動了。不過，我的想法並沒有錯。

「工作帶來的刺激比藥物和娛樂更有效。」

事實上，有些日間照顧中心鼓勵失智患者工作，善盡社會責任。東京都町田市的「DAYS BIG！」就是最好的範例。DAYS BIG！的成員幾乎全

是失智患者，他們可以自行決定今天要做什麼，其中也包括「工作」。

有些失智患者在本田汽車（Honda Cars）洗車、為大型文具製造商國譽（KOKUYO）想出商品開發的點子，而且他們提供的勞務都能獲得報酬（日本厚生勞動省規定，只要不超過都道府縣規定的基本工資，失智患者參與照護服務事業所舉辦的活動，可以領取志工報酬。志工報酬算是謝禮，每月約為數千日圓）。此外，還有以下這類次世代日間照顧中心。

「工作」可以引發失智患者的潛能

在心得三十一中，我向各位介紹了媽媽煮南帶肉排給診所醫護人員吃的故事。我跟醫生說：「醫生，我覺得我低估媽媽的能力了。」我深刻反省，自己在**不知不覺間不讓媽媽做她能做的事情，卻還自以為是在保護媽媽**。

想到之前看到住院的八十九歲奶奶在醫院候診室開心摺毛巾的模樣，現在我也覺得也許當時她還有能力做許多事。

我不禁覺得，大多數失智患者的照顧者像我一樣奪走失智患者的可能性。事實上，患者本身的能力只是沉睡著，找不到地方發揮罷了。

這跟他們腦海裡儲存著記憶，一時之間想不起來是一樣的道理。若照顧者可以幫助失智家人發揮潛力，就像我讓媽媽變身主廚，相信各位一定能感受到與平時不同的成就感。

話說回來，**患者本身是否真的希望自己因為失智症的關係，被動地接受照顧？**若日本能創造出對失智患者友善的環境，讓雅子女士放心從事美髮工作，讓我媽媽開心做菜，那是再幸福不過的事情了。

不僅限於工作，任何小事都可以，各位不妨想想，你身邊的失智家人是否也有擅長的事情？我認為提供失智家人在家裡或家附近發揮自身能力的機會，才是照護真正的意義。

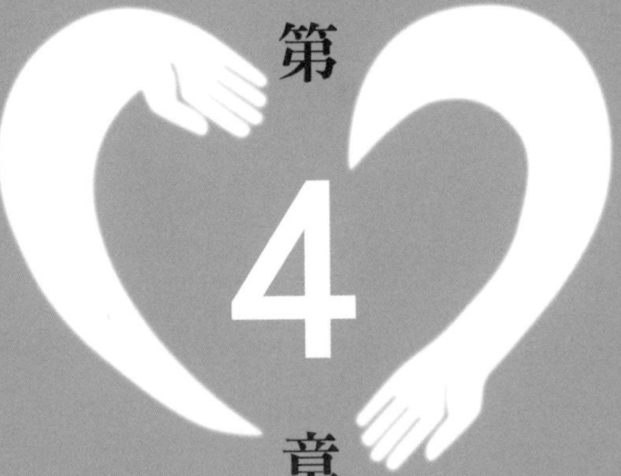

第4章

照顧者的「工作」與「離職」

每次面試都解釋上次離職是為了照護家人的結果。

本章將以照顧者自身的處境為主題，不只是失智家人，照顧者與社會之間的連結也很重要。

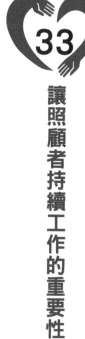

33 讓照顧者持續工作的重要性

出社會之後，我任職過五家公司。有時容易讓人覺得，我是個一直在換工作的人，給人留下不好的印象。**不過，我認為過去的經驗造就了現在的我，所以我一點也不後悔，而且過去的經驗對於照顧失智家人也很有幫助。**

許多人問我：「你原本就從事文字工作嗎？」

事實上，我是在三十五、六歲以後才開始真正寫書、寫部落格。在此之前，我的工作是分析數據，兩者可說是天差地別。話說回來，開始寫文章之後，我覺得這份工作很有趣。我完全靠自己摸索，學習如何寫文章、如何想出抓住人心的標語，直到現在。要是我沒在四十歲時展開照護生活，相信我現在還是待在職場，一邊抱怨著公司、一邊漫無目的地工作吧！

照顧失智家人是一項重要決定，對自己的人生帶來無可避免的改變。我不從負面角度看待此事，遇到任何事皆坦然面對處理，才有今天的結果。

我想問各位一件事，如果你中了六億日圓的頭彩，你會辭去工作嗎？

我不會辭。

我希望工作一輩子。

不過，如果是還在上班的我，我一定會回答：「我會立刻辭掉工作。」仔細回想起來，過去在當上班族時，我是為了工作生活、為了賺錢生活，所以我很想擺脫那樣的日子。**我認為人活著就要工作，當然賺錢是工作的目的之一，但我認為，工作也是為了讓照護生活更加充實的方法。**

工作時可以關閉內心的照顧模式。此外，人也能在工作中找到自己的生存價值，找到快樂工作的方法，不再認為照顧失智家人是一種負擔。
決定展開照護生活時，照顧者有三條路可以選，分別是：

一、兼顧照護與工作。
二、辭職，專心投入照護生活。
三、申請調職，改變環境。

我自己曾經為了照顧家人辭職，後來又重返職場。
接下來我想與各位分享我的個人經驗，介紹兼顧照護與工作的最新範例，希望有助於各位思考第二職涯的可能性。

34 「ＮＥＸＴ求職誌」前主編闡述照護與工作之間的關係

大型轉職網站「ＮＥＸＴ求職誌」前主編黑田真行先生，目前在「Career Release 40」網站任職，提供轉職支援服務。我有幸與他合作，執筆該公司的臉書轉職專欄。我曾因為轉換工作跑道接受不少面試，失敗經驗相當豐富，擁有寫不完的題材（笑）。

許多人展開照護生活時，正值轉職困難的年紀。黑田可說是這一行的翹楚，我問了他三個關於照護與工作的問題，請他分享自己的想法。

Q1：你認為照護職離會讓企業對求職者產生負面印象嗎？

A1：有些公司確實對照護離職沒有好感，但我認為只要對自己有信心，就沒有任何問題。

一般公司都認為照護職離是「合理的離職原因」，唯有出現以下三種情形時，才可能獲得負面評價：

一、**工作空窗期導致工作技能低下。**

二、**已有一段時間未曾更新最新技術與最新資訊。**

三、**沒辦法適應全職工作的步調。**

前面兩點對ＩＴ產業的工程師影響最大，與ＩＴ產業一樣環境變化劇烈，空窗期容易影響生產力的業種，需要特別注意。當一個人待業超過三年，第三點便成為最需考量的重點，各位一定要謹記在心。

即使沒有在外工作，也可以在家裡學習新技術。求職時不妨強調這一點，讓企業感受不到空窗期造成的技能落差。唯一要注意的是，空窗期對於不同工作的影響程度有差，空窗期前的工作時間長短也會改變面試官的印象，因此不要讓自己太久沒工作，保持隨時可投入工作的自信是很重要的。

Q2：該如何看待兼顧照護與工作的生活？

A2：不要感覺愧疚，光明正大地去做。擁有多一點的選項也很重要。

兼顧照護與工作是一件很難的事情，無論在時間、經濟與體力等各層面都會造成生活上極大負擔。不只是照護，許多人也會遇到兼顧工作與育兒，或因為生病，需要定期看醫生等狀況。

維持公私生活平衡並非特殊情形，大多數人活著都會面臨相同處境。希望各位不要對自己無法全心工作感到愧疚，光明正大地照顧自己的家人。

正因為現狀有諸多限制，如何在有限的時間裡，利用自己的能力與經驗維持收入？如何提升自己的職業生涯？這些才是重點。**不要受到過去的工作方法和業種束縛，讓自己保有彈性，擁有更多選擇也是很好的因應方式。**

未來是個少子高齡化日益嚴重的社會，一定會有愈來愈多人面臨兼顧照護與工作的抉擇。無論是社會或公司都應該接受現實，做好因應對策。

Q3：一般認為過了三十五歲便很難轉職，現實狀況是否真是如此？

A3：雖不是一定找不到新工作，但成功轉職的比例是三十四歲以下的一半，千萬不可忽略這個事實。

由於公司開出的職缺不能限制求職者的年齡，無法精準統計三十五歲以上的職缺有多少。不過，從現實面來看，三十五到四十歲的求職者順利找到新工作的比例，只有三十四歲以下求職者的一半。

正確來說，三十五歲不是轉職的最終年齡，以「轉職成功率只有一半」來形容較為貼切。基本上，公司都想聘雇年輕員工，這樣的傾向無法輕易改變，而且我認為還會持續下去。同樣的，三十五歲以後，每五年，也就是遇到四十歲、四十五歲與五十歲等年齡，轉職成功率會持續減半。

35 如果面試時說「上次離職是為了照護家人」，結果會如何？

我曾經為了照顧家人提出兩次辭呈。

第一次離職後，我努力找新工作。不過，礙於爸爸缺血性中風的病況，加上媽媽還要住院檢查，直到一年五個月後，我才順利找到工作。

接下來我想與各位分享，當時我去面試，面試官對於我的狀況有什麼反應。

為了照顧家人而離職，會讓對方產生什麼印象？

誠如黑田先生所說，一般公司的人事部都會認為為了照顧家人而辭職是「合理的離職原因」。不過，也因為如此，許多人以照顧家人為藉口辭職。

換句話說，就是騙公司自己要辭職照顧家人，事實卻非如此。久而久之，公司便會對這樣的離職理由產生無謂的懷疑。

剛開始面試時，面試官一定會懷疑眼前的求職者「是否真的因為照顧家人而離開上一份工作」，這是很正常的事情，無須過度擔心。你只要陳述事實即可。

面試時應該清楚描述你因為什麼原因辭職，又做了哪些照護工作。若面試官也曾經是個照顧者，他一定能分辨你說的是真是假。

即使面試官未曾照顧自己的家人，也會在你描述事實的過程中，了解你說的內容全是真的。

還有一點需要特別留意，若你還在照顧自己家人，對方雖然不會直說，但通常公司不喜歡員工突然請假。若面試官很了解照護狀況，或公司方面有完善的介護休業制度（勞工得因為照顧家人申請短期休假的制度），一切都好處理。

如果很可惜公司並沒有相關的福利制度，也請務必向公司表明自己不會經常請假，而且會努力工作的決心。

面試時，面試官最常問我的問題就是「介護休業期間你都在做什麼？」儘管照顧家人很辛苦，但公司也想了解，你為了重返職場做過哪些努力。

我在心得三十四介紹過照護離職可能造成的三大負面評價，面試官就是要透過提問找出可能的問題。

此外，黑田先生也說過：「**保持隨時可投入工作的自信是很重要的。**」沒有**自信的人，絕對不會有錄取機會。**

有些人在照顧家人之餘，會花時間考證照或學習與職涯有關的技能。強調自己平時的努力，也是面試時最好的答案。

我也很希望被錄取，所以面試時我一定會強調自己有多努力，盡可能打動面試官的心（其實我並沒有那麼完美，只是在自己做得到的範圍內努力）。

最後我收到兩家公司的錄取通知，成為正式員工，順利重返職場。

36 請寬容對待就業空窗期！

二〇一六年，東京霞關舉辦了一場創始紀念論壇，名為「打造一個『家人與工作者』可安心工作，無須照護離職的社會」。

我以小組成員的身分在論壇分享我的離職經驗，並大聲呼籲「請寬容對待就業空窗期！」許多人因為自己為了照顧家人或生兒育女離開職場，出現一段就業空窗期感到自卑。

事實上，只要重返職場你就會發現，時間可以幫我們解決就業空窗期的問題。更重要的是，**照顧失智家人的經驗讓我們成長，成為一個更好的人**。這個經驗對我們的工作也很有幫助。

各位不妨想想，若公司主管或高層也曾照顧過失智家人，並且能有同理心，願意給予屬下協助，對我們來說就是最有力的後盾。

回到現實面來看，主管可能不一定有照顧失智家人的經驗，或是無法設身處地為下屬著想。要是為了照顧家人離職，以現在的年齡恐怕也很難再找到好的工作。想要二度就業，請各位一定要把握以下原則：

- **統整自己的照護內容。**

- **在照顧家人的同時，也努力充實自己，做好重返職場的準備。**

依現狀來看，一定要掌握以上兩點。

可善用公司的留職停薪制度（因結婚、生產、照護等原因申請留職停薪的員工，即可依照個人意願在日後重新回到職場的制度），目前也有愈來愈多員工在轉職後，又回到原有崗位工作（公司重新錄取已轉職的員工）。

這些制度對企業來說，也是留住優秀人才的祕密武器。

經歷過照顧家人的照護生活，累積寶貴經驗的人才，若順利度過就業空窗期後重返社會，將有助於減少照護離職者的人數。

此外，經歷過照護等各種人生經驗，讓自己成為一個更好的人之後，這樣的人才若能找到發揮所長的工作，一定會給企業帶來正面影響。

在日本人的觀念裡，每個人都要跟社會接軌，因此不少人在面臨需要照顧家人的處境時，都會想盡辦法兼顧照護與工作。

在此，我想要大聲呼籲，衷心希望整個社會與公司企業寬容對待就業空窗期，實現多樣化工作型態的友善環境。

37 掌握業界最新型態，讓你兼顧照護與工作

大多數照顧者都想兼顧照護與工作。

儘管目前的環境並不完善，但我要向各位介紹兩個既先進又有趣的例子。

維持工作與生活平衡的照護管理師

各位聽說過「維持工作與生活平衡的照護管理師」（work life balance care manager，以下簡稱ＷＬＢ照護管理師）嗎？

ＷＬＢ照護管理師目前並不普遍，我也是參加了照護管理師石山麗子女士的演講會才知道。

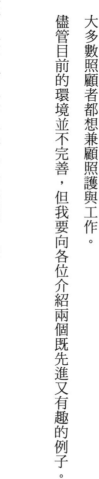

照護管理師的工作大多從失智患者本身的角度考量，WLB照護管理師的職責就是同時評估照顧者的工作型態，觀察家族成員的互動，化為具體方案。

日本中央大學研究所戰略經營研究科對於WLB照護管理師做出以下定義：「不只支援需要照顧者的需求，還要理解兼顧工作與照護的重要性，掌握現任工作者的就業實態，製作適合需要照顧者的照護計畫，協助照顧者兼顧工作與照護的心願。」大多數照護管理師會主動思考如何幫助照顧者兼顧工作與照護，但很少人深入了解照顧者在職場上的狀況與照護離職的生活。

目前活躍於業界的WLB照護管理師則會積極收集各種資訊。

雖然我還沒接觸過WLB照護管理師，但我相信連照顧者的工作都考慮在內的照護管理師將愈來愈多。

照護觀念的先驅

前一陣子，我有幸與大成建設人事部部長鹽入徹彌先生參加同一場對談活動。當時我知道了兩件事，令我大感驚訝。

首先，鹽入先生的公司十分體恤員工，對於員工家庭長照極為重視，在公司準備了申請WLB照護管理師用的傳單。

傳單裡詳細介紹公司內部的支援方案、休假制度，當員工需要製作照護計畫，只要參照傳單即可。

第二，公司在全國各地舉辦社內研討會，內容包括照護保險、設施、失智症、遠距離照護等不同議題。而且員工配偶也能參加研討會，這一點很有意思。除此之外，公司也實施各種照護制度，所有員工都能商借與照護有關的書籍。

儘管現在融入照護觀念的企業不多，但隨著高齡化社會的趨勢，每個人都有可能會面臨需要照護家人的課題，我希望不管是政府、企業或是整個社會，都能有愈來愈多的相關配套，一起打造友善照護的工作環境。

38

離職時要掌握的不是「現金」而是「現金流」

經常有人問我：「如果我可以申請照護離職，我應該做好什麼準備？」此時我的答案只有一個，那就是「錢」。

一般來說，「錢」就是儲蓄。不過與此同時，首先要掌握的並不是單純的儲蓄，而是「現金流」。

換句話說，你要掌握的是照顧者與被照顧者的儲蓄等資產狀況、支出狀況，以及照護期間主要依賴何者的金錢等現狀。

我在照護初期便主管奶奶的資產，這個經驗在後來照護媽媽時也派上用場，所以我每次都以過來人的身分，建議所有人做好資產管理。

法律上有一個監管制度，當一個人無法處理其本身財務時，法庭可以任命一人代為處理與保護其資產。多虧有這項制度，相關人士得以推估現有儲蓄可維持多少年的照護生活。

我們的父母未來都可能罹患失智症，也可能突發缺血性腦中風。沒人知道長輩會罹患何種疾病或受什麼樣的傷，必須接受照護才能生活下去。若說缺乏疾病的相關知識，開始照護生活後才去了解也不遲。

在所有相關事項中，唯有金錢不能等，維持照護生活的每一天、每一刻都需要錢。因此，一定要事先做好財務準備。

我習慣使用國譽出品的「不時之需筆記本」（臨終筆記本），各位不妨先寫下財務等各種安排，同時也請家人在筆記本中寫下重要的紀念日，以備不時之需。如此一來，真正遇到事情的時候才不會手忙腳亂。

若患者的經濟不是很寬裕，照顧者就必須負擔照護費用，因此掌握現金流之後，有些人必須改變自己的工作型態。

39 上班族一定要認真思考四十歲以後的第二職涯

媒體經常報導有些人為了照顧生病家人，打亂自己人生規劃的故事。不過，我認為不妨正面看待照護這件事，讓它成為你重新檢視自己工作型態的契機。

人並非只能從事一種行業

中村龍太先生任職於群組軟體研發公司 Cybozu，他不只在其他的ＩＴ供應商兼職，還經營農業。他的狀況已經不是主業、副業之分，而是一種「複業型態」。以前曾有職涯規劃師要中村先生寫下自己想做的工作，沒想到他寫的不只一個，而是好幾份工作。複業沒有壞處，Cybozu 的青野慶久社長也表示，從事複業可以學到外部知識，有許多意想不到的好處。

中村先生表示：「根據統計，到了二〇五〇年六十五歲以下的生產人口將與大正時期的人口差不多。**因此我們需要與過去截然不同的工作模式，以因應未來的時代需求。**」我也以自己為實驗對象，摸索全新的工作模式。

我認為自己對社會的貢獻，就是提出全新觀點，讓別人一看到我就覺得：「原來這個世界上也有像工藤廣伸這樣，可以兼顧照護與工作的方法！」

話說回來，日本法律是否禁止上班族從事副業？其實法律沒有規定不行，而是公司訂定的員工手冊禁止員工從事副業。嚴格來說，員工在下班時間要做什麼事是自己的自由，令人意外的是，很少人從事副業。但當自己遇到需要照顧家人的處境時，公司或國家會給你任何保障嗎？不只是照顧家人，當公司業績急速惡化，面臨裁員危機時，有誰能保證你的工作無虞？唯有你才能保護你自己。

日本藝人厚切傑森曾經在電視上這麼說：「我討厭本業這個詞彙。」厚切傑森不只是藝人，也是ＩＴ公司的高層。對他來說，這兩種工作都是本業，不是副業，沒有主從的差別。

本業這個詞彙具有「不能做本業以外的工作，嚴格禁止從事其他工作」的意思，這就是他討厭的原因。**對照護離職的人來說，從事多份工作是最大的保障。**

儘管日本政府也施行許多政策，朝零照護離職的目標邁進。但與其等待國家幫忙，不如自己想辦法最快。我之所以爽快地提出照護離職，是因為當時我已經有副業了。嚴格來說，是副業拯救了我。

我現在沒有副業，因為寫書、寫部落格、投稿專欄文章、演講等工作全部都是本業。這些工作拓展了我的人際關係，連我自己也想像不到。而且，我也希望從事不被公司或職業綁死的工作。

我捨棄了過去累積的職涯，從零開始，一步步走到今天。

奇妙的是，我一直感覺到過去的經驗間接地運用在現在的工作中。

有一次我問心得三十四的黑田先生：「我們該如何看待第二職涯？」

他這麼回答我：

有些人是主動進行職涯規劃，按部就班地開創第二職涯；有些人則是因為照顧家人或公司倒閉等原因，被迫展開第二職涯。

後者這類被動展開第二職涯的情形較容易產生問題。

現在不想換工作，也不打算獨立創業，而且想在目前的公司工作到退休的人，除非「公司絕對不會倒」，否則最好假設未來一定會發生意料之外的事情，為自己保留一些安全空間。

已經年屆四十，且認真思考第二職涯的人，與其思考如何活用過去經驗，不妨將重點放在「是否可以從零開始」。這樣的想法較容易找到出路。

從零開始才能避免自己的想法受到過去的工作、角色、收入、生活型態影響，想要獲得就必須捨棄，如果不能接受這個事實，會讓自己的選擇變少，反而過得更加辛苦。

我相信市面上討論失智照護的書籍，沒有一本像本書這樣深入探討工作型態。可是，不同的工作型態將完全改變一個人的生活。只要照顧者有變動，失智患者的病情也會跟著變化。由此可見，「工作」真的很重要。

現在正專心照顧失智家人的讀者，不妨將「工作」視為轉換心情的正向工具之一。可將自己的照護經驗轉換成自己的工作。

像我一樣公開分享自己的照護經驗的四十歲男性，可說是少之又少。

男性很容易受到自尊影響，不少人也認為照護應該是女性做的事情，所以每次我分享自己的經驗，都有很多人感到不可思議。

現在這個時代有許多新興行業，有些人在網路上販售洋蔥皮和松球，任何東西都能成為暢銷商品。

工作在這個時代擁有無限可能性，我並不是獨特的那一位。

差別只在於，你是否能踏出重要的第一步？

屬於人類認知能力的「流體智力」（Fluid Intelligence）是現在很流行的話題，意指「人類適應新事物的能力」。

流體智力在三十到四十九歲達到高峰，可一直維持到六十五歲左右。換句話說，當一個人到了六十或六十五歲，退休後才決定學習新事物，便會發現自己的能力早已不如以往，必須花更多時間才能學會。

另一方面，流體智力從三十歲到六十五歲以前都能維持在一定程度，代表每個人都有三十多年的時間適合學習新事物。

既然如此，建議大家重新思考工作的意義，為自己創造更好的未來。

第5章

解決照顧者內心煩惱與苦悶篇

無法在失智症電視節目與書籍找到解答的真正原因

最後，我想花些篇幅談論照顧失智家人的照顧者，心理層面的問題。看完這一章就能了解，當照顧者感到煩惱或覺得苦悶，可以找誰使用什麼方法解決問題。

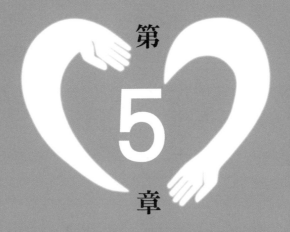

40 誰才能徹底解決失智照護面臨的困境？

我在心得二十稍微提過，「失智症一一〇」是公益財團法人失智症預防財團提供的免費電話諮詢服務，總計接過兩萬兩千通諮詢電話，電話數量持續增加中（引自二〇一五年七月的統計資料）。

負責接電話的諮詢人員包括社工、諮商師、護士、個人助理、臨床心理師、社會福祉士（為需要照護的老年人提供醫療、護理保險、退休金等相關諮詢，指導老年人選擇合理的照護方式）、有照護經驗的人，不少個案會持續打電話諮詢。編按：台灣也有類似的失智諮詢專線，全台失智症協會　服務專線 0800-474-580（失智時，我幫您），服務時間：早上九點～下午六點。

其中有位女性個案在十七年內諮詢了兩百次。從過去到現在，「失智症一一〇」累積了許多案例，從無數煩惱的統計資料中，導出一個結論。

前一陣子我又打電話給「失智症一一〇」，對方的回答讓我很驚訝。對方告訴我：「**其實我們心中並沒有正確答案，打電話進來的個案都很了解失智症，我們只要稍微提醒一下，他們就會自己找出解決方法。**」最終解決問題的竟是感到煩惱的自己，這究竟是怎麼一回事？我不禁回想自己的照護經驗，深入思考。

媽媽曾經有一年的時間，一直向我抱怨她的臉部肌膚很緊繃，而且每天抱怨好幾次。由於失智症的症狀之一，就是同一件事重複敘述好幾次，因此剛開始的一週、一個月，我都是聽過就算了。後來整整聽了一年，我忍不住擔心媽媽是不是罹患了皮膚癌。

後來我問媽媽：「妳會不會是用過期優格敷臉，才覺得肌膚緊繃？」媽媽在罹患失智症之前，習慣用優格敷臉，維持美麗肌膚。但她現在已經沒有這個習慣，所以肌膚緊繃一定另有原因。這個原因到底是什麼？一年後的某一天，我在電視上看到一個廣告，裡面的女主角說：「改善肌膚緊繃的祕訣就是它！」

我這才想到，媽媽說肌膚緊繃，會不會是肌膚乾燥所引起？於是我立刻購買廣告中的化妝水讓媽媽擦，媽媽用過之後，再也沒向我抱怨她的肌膚問題。我想正是因為我很注意媽媽的問題，才會在不經意間對電視廣告產生反應。

照顧失智患者也是同樣的道理。失智患者動不動就發飆、指責別人偷他的錢包，長久以往下來，會讓照顧者感到十分苦惱。不過，照顧者又不是天天煩惱，只是遇到問題時顯得有些無力。

其實我也是如此，媽媽三番兩次向我抱怨肌膚緊繃，當下我都覺得「很煩」、「吵死了」。但我還是努力去找答案，結果真的讓我找到了。

每個人都是在自己的照護生活中，不知不覺地收集答案的拼圖。

最後在醫生的一句話或「失智症一一〇」的建議下，拿到最後一塊拼圖，找到了答案。很快的，煩惱便解決了。

有些問題可能無法立刻解決，不過，感到苦惱是自己找出答案的必經過程。

41 照顧者會找到最適合的答案

有一種諮商模式稱為「教練諮詢」（coaching）。教練（Coach）透過對話，找出受導者的能力與潛力，引導出答案。相對於此，「講授」（teaching）則是由老師直接下達指令或建議，給予答案。

「失智症一一〇」的諮商模式屬於「教練諮詢」。教練諮詢的主角不是教練，而是受導者。前一節介紹過諮詢兩百次的女性曾經這麼說：

> 我曾打過其他團體的諮詢電話，那些專家不是要我這麼做，就是要我那麼做，給了許多指示，但他們的建議都不適合我。反觀失智症一一〇的專家則是傾聽我的煩惱和抱怨，讓我很放心打電話諮詢。

許多照顧者和專家諮商照顧失智家人的煩惱，卻沒有獲得解答，這是因為專家採用的是講授型諮商模式。

因此，**我們必須找到採用教練諮詢型諮商模式的醫生或專業照護員，與他們商量自己的煩惱，他們可以幫助我們從自己的內心找到答案。**

單方面給予建議、不用心對話的醫生，絕不可能解決我們的問題。每位失智患者的症狀皆不同，照護方式也各異。很多時候醫師的講授不適合每個人，自然無法解決問題。每次我參加照顧者團體舉辦的座談會，幾乎所有人都異口同聲地說：「電視節目與書籍上介紹的狀況，跟我家裡的情形不一樣。」

舉例來說，大多數書籍都寫道：「被偷妄想指的是懷疑身邊親近的人偷了自己的東西。」但我媽媽不是懷疑我這個最親近的兒子，而是懷疑照護管理師和繼弟偷她的東西。為了讓更多人了解，電視節目和書籍介紹的失智症案例，都是從統整資料中選出最常見的例子，當成範例加以說明。

不過，每位失智患者的症狀皆不同。無論是電視節目、書籍，或醫生講授的建議都無法涵蓋唯有照顧者才知道的細節，正因如此，才會讓照顧者覺得不符合自己的需求。我讀了將近一百本與失智症有關的書，用盡所有方法，繞了一大圈才發現，我必須靠自己的力量摸索出最適合媽媽的照護模式。光靠電視節目和書籍根本不夠，有效的雙向溝通，誠實面對自己內在的答案，才有助於解決問題。

42 寫下失智照護煩惱的三大好處

「不管我說什麼他都不聽。」

「我沒有時間睡覺。」

具體寫下自己的煩惱，有助於面對自己內在的答案。煩惱通常只會讓人感到焦躁，而且想法都很籠統，很多時候根本不知道自己在煩心什麼。

當我們想要寫下為何對方不聽我說的話，或是睡眠時間被剝奪的過程，我們就會在腦中整理來龍去脈。我很喜歡把問題寫下來，每當感到不知所措，我就會利用電腦或智慧型手機寫下目前遇到的問題。

持續寫了三年之後，我發現這麼做有三大好處。

好處①回頭看就會發現自己已經成為更成熟的照顧者

無論是誰，多年後回頭檢視自己寫下的照護煩惱，一定會有所收穫。

最大的收穫就是覺得「不會吧？我以前竟然為了這麼一點小事煩惱不已！」現在看來的芝麻小事，卻讓當時的自己覺得天都快塌下來了。

兩年前我曾經這麼寫：「媽媽整整講了三個小時，不斷重複問同一件事，而且問的幾乎都是明天要做什麼。」

其實媽媽到現在還是有這個問題，只是我會從不同角度看這件事。

現在媽媽連續三個小時講同一件事，我不但不覺得煩，還會虛應個兩聲。但兩年前的我根本無法接受這件事。

像這樣回顧過去，就會發現自己比過去成長許多，成為更成熟的照顧者。

寫下遇到的問題也讓我察覺，我一直在實踐「習慣」這個處方箋（請參閱第一章）的事實。

好處②讓自己釐清煩惱的理由

我想消除一直以來的煩躁感，若能與別人商量，或許有助於平復心情……無奈身邊沒有任何知心好友可以聽我傾訴。

當你感到走投無路、束手無策時，不妨將情緒化為文字。唯一要注意的是，書寫時若任由情緒凌駕理智，反而會讓文字雜亂無章，整理不出任何頭緒。

在尚未掌握書寫訣竅時，可能會寫出「氣死了，快氣炸了」這類小學生等級的內容。沒關係，無須在意。

只要稍微加一些文字，描述自己為什麼生氣，為什麼快氣炸了即可。例如「媽媽今天又突然妄想發作，胡亂栽贓別人，真的快讓我氣死了，快氣炸了！」

動筆寫下來就能看清生氣的原因。如此一來，便可冷靜分析生氣的理由，讓心情冷靜下來。

好處③主動告訴別人內心想法，可讓心情平靜下來

最簡單的方式就是養成寫照護日記的習慣。

不過，這本日記不是寫給自己看的，而是要寫給所有人看，以此為目標紀錄一切。例如，參加照顧者聚會時，與其他照顧者分享日記內容，或是下次看診時，將日記內容說給醫生聽。

此外，將日記寫在臉書、推特或部落格上也是很好的方法。各位或許不相信，**寫部落格與日記可以鍛鍊我們的觀察力。我們會自然而然地傾聽各種話題，在不知不覺間關注失智患者**。只要關注失智患者，就能察覺平時容易忽略的症狀與身體變化。

我身邊有許多自費出版的作家，或是在公開場合發表個人想法的朋友。我身邊有許多自費出版的作家，或是在公開場合發表個人想法的朋友，這些人都是希望可以將自己的故事或經歷，藉由文字傳達給其他人知道。

許多照顧者都想與更多人分享自己的照護經驗，希望貢獻社會，不希望其他人走自己的老路，經歷痛苦過程。

寫下自己的想法就能幫助他人，實現你的希望。

43

照顧者才是失智症專家！

麻省理工學院（ＭＩＴ）巴布森博士提倡的成功法則認為「每天學習一小時持續一年，任何人都能成為任何領域的專家」。換句話說，只要學習三百六十五個小時，你就能成為某領域的專家。以失智症來說，與失智患者相處的時間相當於學習時間。**各位不妨想想，誰可以從照護新手一路晉升，經過每天不斷的學習成為失智症專家？沒錯，就是照顧者本身。**

以每個月看診一次，每次十五分鐘的醫生為例，醫生必須花一百二十二年，接觸同樣患者的時間才能達到三百六十五個小時。即使是每週照顧兩次，每次四十五分鐘的居家服務員，也要花五年左右才能達到三百六十五個小時。換句話說，他們對待同一位患者會一直待在照護新手等級，無法升級。

三百六十五個小時是失智患者最親近的人才能克服的門檻。我是最了解媽媽的專家，無論醫生或專業照護員如何努力，都不可能與我並駕齊驅。既然我是專家，對於許多事情自然早有見解（內在答案），可以自己解決所有問題。

照顧者再專業也有不足

每次家訪護士造到家裡探視，媽媽都會說：「我一定要把家事都做完才肯坐下休息。」家裡確實很乾淨，媽媽說的話也沒什麼不合理之處，所以相處時數未達三百六十五個小時的人很容易被媽媽誤導。

媽媽的行為看在我這個專家眼裡，不過是在「美化自己」罷了。媽媽根本不做家事，動不動就坐著休息。正因為我跟媽媽相處時間最多，才知道她私底下的模樣，其他人很難看清她的真面目。

那些所謂的專家太了解失智患者會出現哪些症狀，所以經常說一些讓患者家屬摸不著頭緒的評論。專業的醫療與照護從業人員經常以「這樣還算好的」、「症狀還算輕微的」之類的話，來比較當事者與其他患者的病情輕重。

可是，這類用語對患者家屬來說，根本毫無意義。

症狀比其他患者輕所以不必擔心，這樣的說法或許可以安慰家屬，但醫生安慰到的只是眼前這位家屬罷了。而且，醫生對患者家屬說「您家人的狀況還算好的」，家屬根本不知道好在哪裡。

醫生應該比較的是失智患者本人前後的症狀變化，還要了解家屬是否懂得如何因應患者的症狀。**拿其他患者的症狀輕重來比較，完全沒有意義。**

一般人都以為照顧輕度失智患者比較輕鬆，事實上，這類照顧者由於極度缺乏經驗，在晉升專家等級之前，只要遇到一點小事就不知所措，甚至陷入崩潰狀態。失智症會隨著時間日益嚴重，照顧者也會跟著成長。

醫生與專業照護員應觀察照顧者的行為舉止，若感覺對方手忙腳亂，切勿拿他跟其他照顧者比較，請務必找出他的做法與一般照顧方法之間的落差。照顧患者的家屬有一天會成為該名失智患者的專家。不管是醫生或專業照護員，都不可能跨過三百六十五個小時的門檻。

不過，照護者也有其不足之處。舉例來說，對於失智症的醫學知識，與失智照護上的專業度，絕對比不上醫生和專業照護員。病患家屬再怎麼努力學習，也不可能成為「失智照護」的專家，更不可能知道其他個案的狀況。日本各地都能看到這樣的失衡狀態，唯有醫生與專業照護員才能填補缺憾，平衡需求。

許多事在醫生與專業照護員看來，算是一般常識，但家屬完全不清楚。這是因為醫生與專業照護員有較多機會接觸不同的失智患者，所以見多識廣。

唯有雙方（患者家屬／醫生與專業照護員）可以毫無阻礙地溝通，才能迅速解決所有問題。我認為專業人士存在的意義就是提供建議，幫助患者家屬找出解決問題的方法。當全日本的失智照護者都能獲得適當的建議，自然就能靠著自己的力量解決所有問題。

44 失智照護者須留意「同情疲勞」

精神科業界中，有一種症狀稱為「同情疲勞」。意指醫護人員對於患者的痛苦和病狀過度投入，導致心理疲憊的狀態。

不只是精神科，失智照護也會出現「同情疲勞」的情形。根據新聞報導，因「京都殺害失智母親且自殺未遂事件」被判緩刑的男性嫌犯，後來自殺了。事發當時，受害女性已屆八十六歲高齡，獨自照顧她十年的兒子，也已五十四歲。兒子在勒斃自己的媽媽後自殺未遂。雖是弒親事件，法官基於人性考量只判緩刑，嫌犯也說要為了自己的媽媽好好活下去，不料不久之後便跳樓自殺。我相信不少照顧者在看到這則新聞時，內心都會感到極度悲傷。

媒體每天不斷報導的失智症新聞，讓我們在不知不覺中產生同情疲勞。

基本上，精神科醫生會接受專業訓練，避免自己出現同情疲勞的問題。不過，我也聽過不少專業照護員、護士和志工因為這個原因離職。

了解這一點後，我一再提醒自己千萬不可過度同情。看到電視報導這起社會事件時，我也跟嫌犯處於相同境遇（兒子照護媽媽），因此我刻意不去關心這則新聞，避免產生同情疲勞。

從人情來看，各位可能覺得我過於冷漠。但家裡的失智家人明明有人照顧，卻還讓自己陷入同情疲勞的窘境，這不是賠了夫人又折兵嗎？**各位千萬不要讓自己陷入險境，有時候逃離也是保護自己的重要方法。**聽到別人的故事時，不要去想自己會怎麼做，造成自己的壓力。

失智照護者的聚會上出現的「同情疲勞」

目前有愈來愈多照顧者聚會或失智症咖啡館，尋求救贖的照顧者會聚在一起，分享彼此的照護經驗。在那裡照顧者可以獲得勇氣，知道有這種處境的不是只有我一個。出席這類場合，一定要注意「同情疲勞」的問題。

主辦者隨著場次增加，累積不少經驗，知道如何避免「同情疲勞」。第一次參加的人一定要特別小心。參加聚會就是想要拯救自己，卻因為同情他人遭遇，到最後帶著自己的問題回家。若遇到不善於主導聚會的主辦人（引導聚會進行的人），甚至可能整場都說不上話就回家了。在這種情形下，聽到其他充滿情緒的照顧者分享自己的經驗，很難不受到影響。

這種場合有時也會聽到自吹自擂的故事，尤其是照護經驗較久的照顧者，很容易感到自傲。聽在旁人耳裡，難免給人「我的經歷才是真的辛苦，你們絕對比不上我」的感覺。此時引起的不是「同情疲勞」，而是「完全無法同情的疲勞」。

建議各位尋找能讓自己釋放壓力的聚會，例如氣氛開朗，不會引起同情疲勞，就算抱怨最後也能自我解嘲，主辦人懂得讓聚會順利進行的場合。找到讓自己舒適自在的場合，才是最好的助力。

45
了解媒體對於失智照顧者的報導角度也很重要

我的部落格留言板有這樣一則留言：「如果想讓記者寫出一篇悲壯的照護報導，你的故事可能不太適合。」從這則留言即可看出，大多數媒體只想報導充滿戲劇性的悲壯故事。

我也曾接受媒體的電子郵件和電話採訪，但最後媒體都沒報導我的故事。最誇張的時候有八成石沉大海，換句話說，我浪費許多時間接受到最後選擇不刊登的採訪。

我最常聽到的評語是「您的故事很勵志，但我們想要報導悲慘的故事。」、「您的例子很罕見，但無法獲得讀者認同。」**媒體不想正面看待照護的故事，他們想找的是悲壯且悲慘的家庭悲歌。**不少媒體都想知道我因照顧失智家人離開職場後，生活過得有多窮困。我現在的收入比起上班族時代的薪水，只有不到一半的水準，這看在許多人眼裡，似乎是不幸的象徵。

不過，當事者也就是我本人卻不這麼想。我十分肯定自己，在沒有公司的庇蔭下還能活得這麼好。

金錢不是評量幸福與否的唯一標準，充裕的時間帶來富足的精神生活，這一點對於罹患失智症的媽媽來說也很有幫助。

在這其中也有，不少人問我，是不是依賴妻子的薪水生活？雖然事實不是如此，卻仍有許多人把我當成「可憐人」對待。

我真的很想告訴他們，我的生活並非你們想像的那麼糟！

前一陣子我參加一場活動，與眾人分享現在的生活狀況。我說：「雖然我不是有錢人，但仍可以兼顧照護與生活，像我這樣的例子可能並不常見。」後來電視節目的跑馬燈竟然這麼寫：「因照顧失智家人辭職的男子收入銳減，生活拮据。」我不禁懷疑，為什麼關於失智症的報導都如此偏頗？

據說為了躲避危險，人的大腦會特別注意不好的事情。媒體正是看穿了人類的本質，才會大量報導負面新聞。

藉著聳動的報導提升收視率和增加點擊率，維持自身營運。又因為部分記者和媒體編輯在報導前並沒有確實了解失智症，僅以負面眼光看待失智患者，才會出現將捏造的報導內容傳遞給大眾的結果。

不可否認的，失智症確實引發了殺人和虐待事件。但我希望各位一定要謹記，媒體揭露出來的訊息不一定都是真的，會有該媒體的主觀見解與報導角度。照顧者也要為自己打預防針，避免受到媒體報導的毒害。**當媒體報導悲壯且悲慘的家庭悲歌之際，這個世界上也存在著溫馨且充滿愛的失智照護故事**。

無奈的是，溫馨感人的失智照護故事沒有賣點，媒體根本興趣缺缺。了解這一點就是最好的預防針之一。

我個人的做法是，盡可能不看以藝人為主角的失智症紀錄片。雖然影片可以讓人感動，但我們總是忍不住將注意力放在陰暗深沉的背景音樂和劇情安排上。

46 讓失智照護者痛苦的三大枷鎖

照護有所謂的「三大惡魔枷鎖（lock）」。分別是限制身體自由的「實體枷鎖（physical lock）」、以藥物控制的「藥物枷鎖（drag lock）」以及透過言語施加壓力的「言論枷鎖（speech lock）」。不只是患者本身受到限制，照顧者也被許多事物限制，身上掛著好幾道「枷鎖」。

首先要關注的是「金錢枷鎖（**money lock**）」。這是我自己創造的詞彙，意思是房貸、學貸等固定支出增加，財務陷入困難的狀態。

失智照護經常需要應付意外支出，例如預料之外的手術、入住照顧機構、居家翻修的費用等。之前照顧奶奶時，五個月內我幫奶奶支付的費用就高達一百萬日圓。由於我當時沒有「金錢枷鎖」，還能應付這些支出。

事實上，不只是支出，收入也是一道嚴重的枷鎖。你現在是否只靠公司支付的薪水，因應生活與照護所需？誠如前方章節所說，我不認為每個人只能從事一份工作。如果公司的員工手冊沒有嚴格規定，千萬不要為自己的收入設限。收入的來源無限，釋放自己的想法，卸下靠公司薪水過活的枷鎖。

接著是「時間枷鎖（time lock）」。time lock 原意是定時鎖，這也是我自己創造的詞彙，指的是工作時間固定，再加上兩個小時通勤時間，每天都有一定的日常行程，無法自由運用時間的狀態。

照顧失智患者會遇到許多意外狀況，例如患者在外徘徊，有人發現報警處理；患者突然失禁，必須花一個多小時清理；或是患者忽然說不想去日間照顧中心等，遇到這種情形，該如何運用套著「時間枷鎖」的一天？

遇到突發狀況，心中著急地想「我還要去上班，我還要開會！」此刻的情緒也會投射在失智患者身上。這就是時間枷鎖引發的問題。

自從我轉做自由工作者後，完全拋開了時間枷鎖。我可以好好地花三十分鐘處理媽媽的妄想問題，不再感到焦急，心情上也輕鬆許多。

最後是「常識枷鎖」。照顧者常因為「身邊的人都這麼做」而限制自己。

原因很簡單，不少人都有一個觀念，那就是要親自照顧家人，不能將家人交給其他人照顧，或送到照護中心。綜觀日本社會，還是有許多人親自包辦所有家事與育兒工作，或許這個習慣影響了眾人對於照護的看法。如今仍有不少人認為照顧家人是女性該做的事，儘管這樣的幻想已有鬆動的跡象，但還是根深蒂固。

話說回來，為什麼我們不能將照護工作外包出去？以我個人為例，我每週兩次將媽媽送至日間照顧中心，請家訪照服員處理丟垃圾等家事，每週一次請家訪復健員到家裡協助媽媽復健，隔週還有家訪護士探望媽媽。我將大部分的照護工作外包出去，減輕不少負擔。

因照顧家人沒有自己的時間，犧牲自己快樂的人會被他人推崇，反而是想擁有自己時間的人會被貶抑，這樣的現象總讓我覺得不可思議。

請各位親手解開掛在自己身上的「常識枷鎖」吧！如此一來，你能獲得的照護資源便更多，也能結識更多夥伴。

請外人照顧自己家人，難免會受到親戚議論，但我認為照顧者才是主角，這一點最重要。**你該注意的不是「世俗或他人眼光」，而是失智患者與照顧者自己**。給予失智患者「照護」，為照顧者「解除身上的枷鎖」。

47 看不見終點時為自己設立一個短期目標

奶奶被醫生宣告只剩半年壽命這件事改變了我的人生觀。我之所以毅然決然地辭職照顧奶奶，也是因為我知道終點在哪裡。過去我與奶奶水火不容，自從知道我與奶奶的緣分即將走到終點，開始對奶奶和顏悅色，包容她的一切。

人對於會結束的事物容易感到無常，就像盛開的櫻花凋零、燦爛的煙火瞬間消逝一樣。**我們會寬容且溫柔地對待終期將至的一切，對於那看不見盡頭的事情反而顯得嚴厲。**照顧失智家人是個看不見終點的課題。

我們唸國中，三年後就會畢業，進入高中就讀。可是照顧失智家人不比義務教育，它沒有明確的時間表。

跑馬拉松時，只要跑者看到終點線就會開始最後衝刺。在看到終點線之前，沒有任何跑者會使盡最後一道力氣。

當照顧者看見終點，便會感到無常，開始溫柔看待失智家人的一切。當自己可以自然而然地溫柔對待，一定會感受到極大的改變。

過去我一直認為媽媽會跟奶奶一樣活到九十歲，對她總是沒有好臉色。

如果你也跟過去的我一樣，不妨設立一個期限。以今天為終點，從明天開始用不同的態度面對失智家人。

假設你一個小時後要出門，不妨倒數一個小時，在這個小時內忍耐一下，聽失智家人說話。這個想法不只能套用在看到生命終點的狀況。

當你看不見終點時，為自己設立一個短期目標，讓自己改變。

48 失智者的「純真個性」

媽媽罹患失智症前，我從來沒在媽媽面前哭過。

我很感謝她養育我長大，心中也對她十分感恩。不過，畢竟我是個男人，男兒有淚不輕彈，所以我從來沒在她面前哭過。不過，自從媽媽罹患失智症後，我經常在不經意的時刻被她的言行感動。

一般人在日常生活中不會直接表露情緒。有時真的很想說聲「謝謝」，卻繞了一大圈表達謝意；對自己「喜歡」的事物也不會直接表明，反而只是淡淡地說：「我不討厭。」但是，**失智患者不善於包裝自己的情緒。他們想什麼就說什麼，照顧者有時候會被他們說的話傷害，甚至產生討厭的情緒反應。**

即使如此，照顧者也會被他們的憨厚、純真打動，甚至到感動落淚的程度。

媽媽曾經說：「我覺得自己很幸福，又沒生什麼大病，老天真的很眷顧我。」但事實上，我媽媽從十幾歲就罹患了罕見疾病「進行性神經性腓骨肌萎縮症」（Charcot-Marie-Tooth Disease）其實稱不上健康。

聽說她國中參加馬拉松賽跑，由於跑得太慢，等她跑到終點時，會場早就空無一人。後來媽媽還罹患失智症，明明身上病痛不少，卻還說自己很幸福、老天很眷顧她。

即使罹患廢用症候群，一整天窩在暖爐桌下無法動彈，媽媽還是想要盡母親的職責，努力爬起身來準備做飯。

明明前一刻我們還吵得不可開交，等到我要回東京，她又忘記吵架的事情，笑容滿面地目送我出門，揮手對我說再見。

看我在盛夏的大太陽底下修剪庭院裡的樹木，又會拖著蹣跚的腳步為我送水，怕我口渴。而且五分鐘前才拿水給我喝，五分鐘後又帶水給我。

如果媽媽沒有罹患失智症，我不可能看到她這一面。媽媽每次都直接表達自己對兒子的關懷，我做夢也沒想到，自己到了這個年紀還能如此深刻地感受到媽媽的愛心。正因如此，我經常在心中感動落淚。

「我的高中制服還是爸爸那個長得很醜的小三買給我的。」媽媽最近經常想起自己學生時代的事情。就連過去絕對不可能對兒子女兒說的祕密，在罹患失智症後，竟也想也不想地脫口而出。

我的爺爺奶奶在媽媽高中時離婚，原因就是爺爺在外面有小三。後來媽媽跟著爺爺生活，自然也就得跟爺爺的新歡同住。

奶奶很恨那個害她離婚的小三，完全不願照顧跟著自己生活的二女兒（我阿姨）。就連應該由媽媽出席的學校面談（學期末由導師、家長和學生針對生活和在校狀態進行會談），也由當時還是學生的姊姊（我媽媽）代為參加。

對我媽媽來說，她的年少時期過得很不順遂。

我相信要是媽媽沒有罹患失智症，她絕對不會對我說這些過往的事情。正因為罹患了失智症，言行變得直率，才能打破顧慮，想到什麼便說什麼。

說實話，在日常與家人相處的過程中，由於我們都太容易對他人的付出習以為常，因此很少有機會發自內心感動或慶幸。不過，**在我開始照護家人後，才體會到被純真的心意打動的感覺。**

49

照顧者最重要的意義就是「陪伴」

奶奶在過世前幾天嘴巴不斷唸唸有詞，可是旁人完全聽不清她在說什麼。即使我在她耳旁說話，她也幾乎沒有回應。

物語診療所的佐藤伸彥醫生這麼說：「我們要做的不是問患者『為何而活與生存的意義』，而是要了解沒有附帶條件的『生存』，**意味著只要『活著』、只要『陪伴』，當我們待在他們身邊時，他們想對我們說什麼？想要我們做什麼？明白這一點即可。**」不只是長期臥病在床或身處瀕臨死亡的患者，這個想法也適用於失智患者。

多摩相互診所的小關洋醫生也在部落格寫了以下評論：「其實家訪診療也有相同感覺。我們必須不斷造訪患者的家，直到他們接受我們為止。唯有他們接受我們，我們才能有效地治療他們。我們就是利用這個方法建立信任關係，必須傾全力讓患者相信我們。」總而言之，累積相處時間就能拉近彼此距離。

我每年往返東京與盛岡二十次左右，累積與媽媽相處的時間，除了讓媽媽重拾做菜興趣，找到自我定位外，我也深刻感受到陪伴有多重要。

其實每次回家，媽媽都忘了我上次回來過，也不記得之前做過什麼。或許是因為累積了許多相處時間，即使平時相隔兩地，聚在一起的時候絲毫不覺陌生。

每次回家住了兩天，媽媽就會說：「我總感覺你一直在我身邊。」

陪伴家人就有說話的機會，就算失智家人沒有反應，但我認為只要待在他的床邊，就能產生化學變化。這就是陪伴的意義。

一提到照護，大家都會聯想到要為患者把屎把尿、做飯給患者吃，必須犧牲自己的人生，還要承受許多痛苦。但是，就像我在本書說的，照顧者只要「陪伴」失智家人就夠了。

我遇過許多反省自己無法為失智家人付出的照顧者，事實上，你根本沒必要為失智家人做什麼，只要待在他身邊就夠了，陪伴就是最好的盡責方式。

50 長命百歲的盡頭是「失智症與欣快症」

日本大阪大學人間科學部的權藤恭之副教授針對一千五百名七十到一百歲以上的民眾進行調查，結果發現八十歲後儘管身體功能衰退，但對於生活現狀感到滿意，對自己的人生也感到滿足。

七十多歲還會逃避自己無能為力之處，或對老化與死亡感到不安；不過，一旦跨過八十歲的門檻，負面情緒愈來愈淡，取而代之的是安穩與幸福的「欣快症」。這就是「超越老化理論」。

欣快（Euphoria），是指一種心情無來由地過度愉快、異常幸福、興奮或喜悅的精神和情感狀態。

「欣快症」是失智症的周邊症狀

失智症有許多周邊症狀，「欣快症」即是其中之一。「欣快症」與憂鬱狀態相反，多半帶有負面意思，如同前面的說明，指的是「毫無理由地呈現出興高采烈的情緒障礙」。

九十歲過世的奶奶就是一個經常感到欣快的失智患者。在她大腿骨折，最容易感覺疼痛的時候，她不僅不喊痛，還時常面帶笑容。就連子宮頸癌的病情變嚴重時，看起來還跟平常一樣，絲毫不覺得痛。

七十二歲的媽媽經常半夜失禁，她會將弄髒的內褲藏起來，趁我不注意時一大早拿去洗。有些患者會因為失禁感到沒面子，不知如何是好，但我媽媽完全不因此感到沮喪。

當時我不知道媽媽的反應為什麼與別人不同，於是詢問媽媽的主治醫生，醫生告訴我這是「欣快症」所致。簡單來說，媽媽因為罹患失智症的關係，比一般人更早，在七十多歲便引發欣快症。

喜悅與快樂可減輕照護負擔

雖然欣快症被視為一種精神疾病，但對照顧者來說，失智家人感到喜悅與快樂，會比憤怒和悲傷更容易照顧。

奶奶原本的個性很倔強，隨著年齡增長，愈來愈常感到欣快，因此磨去她的稜角，個性變得更圓融。

現在無法適應失智症狀的人，也會隨著年齡漸長產生欣快感。罹患失智症並非全是壞處，我希望各位往好處想：活得愈久就能得到幸福。

有些獨特的觀點唯有高齡長者才能體會，各位不要忽略這一點。

身為照顧者，我們可以從「超越老化理論」學到許多東西。

51 從「超越老化理論」理解老人的想法

不要每次見面就問身體狀況的理由

即使是身體無法自由活動，需要他人照護的百歲女性，也會因為自己是女兒傾訴心事的對象感到驕傲。根據瑞典社會學家托斯塔姆（Lars Tornstam）的研究結果，接受自己需要別人照顧的事實，享受孤獨，不在乎自己是否還能貢獻社會的人，較容易感到幸福。

托斯塔姆表示，與高齡長者說話時最好不要提及與身體狀況有關的話題。例如「精神好嗎？」、「身體好嗎？」、「有沒有哪裡覺得痛？」這類問題就是與身體狀況有關的話題。大多數高齡長者的身體多少都有病痛。

身體無虞的老年人屬於少數特例，有病痛才是正常，因此老年人不像年輕人那樣在乎身體狀況。

換句話說，**在當事者的世界裡，身體狀況是最無關緊要的事情，我們偏偏要讓他注意自己的身體狀況，這麼做實在是太不智了**。

與其問身體狀況，不如問以下這些問題：「你以前做什麼工作？」、「你的小孩、孫子是什麼樣的人？」、「你希望你的孫子在什麼樣的環境中成長？」隨著年紀增長，人會愈想與自己的下一代產生連結，因此這些問題才能讓老人家感到開心，進而願意開口去談。

每週見一次面就夠了

基本上年紀愈大的長輩，愈有耐心等待。雖然每個人狀況不同，但根據統計，無須每天見面，每週見一次面就能讓失智家人感到滿足。年紀較長的失智患者對於時間的感受，與年輕的照顧者不同。**反觀患者家屬無法擺脫自己的刻板觀念，總以為必須經常探望失智家人才是孝順的行為。**

我九十歲的奶奶整天臥病在床，望著病房的天花板嘆氣。

我一直以為遭遇大腿骨骨折與子宮頸癌雙重打擊的奶奶一定全身都很痛。

我不斷問她：「奶奶，妳會不會很無聊？」、「身體還痛嗎？」不過，奶奶的時間像是在異次元般地緩慢流動，就算身體疼痛，她的情緒也不受影響。

而且我還擔心一週見面兩次太少，增加到一週三次。當我接觸到前項的「超越老化理論」，才發現我做的一切都是為「自己」而做。

我是為了「盡責」才勤跑醫院探望奶奶。

分開住比同住更能超越老化

「與其頻繁接觸，隔一段時間再相處，較容易在心中整理自己對對方的想法，也較容易加深與對方的關係。」這也是「超越老化理論」的論點之一。

讓老年人擁有獨處時間，好好整理思緒也是一件很重要的事情。以前我也很擔心自己遠距離照護的次數不夠，但自從知道「超越老化理論」後，我不再講究數字，給彼此留一點空間比較好。

話說回來，「超越老化理論」也有個人差異。如果你過著平靜安穩的生活，請記住，有些獨特的觀點唯有高齡長者才能體會。

無論身體多差，無法下床活動，或記憶喪失到何種程度，失智家人並非照顧者想像中那麼不幸。

老年人也有找到自己專屬幸福的絕招。

52 思考失智症與安樂死議題

我曾在某個網站刊登一篇文章，標題是「在照顧失智家人的過程中萌生殺意時該怎麼辦？」刊登之後，我收到無以計數的網友留言。其中包括我從未想過的「安樂死」議題。網友留言內容提及照護設施人滿為患，自己的家人無處可去；在家照顧導致家人身心俱疲；還有殺人、失智患者逐年增加、社會保險支出愈來愈重，網友希望國家正視這些現象，不要粉飾太平，應該通過安樂死法案。

也有網友認為，失智患者已經不記得其他家人，大小便都需要旁人幫忙，與其勉強讓他活著，不如有尊嚴地選擇死亡。接下來，我想介紹目前可以合法安樂死的國家「荷蘭」的實際案例，與各位一起深思這個議題。

可以合法安樂死的國家——荷蘭

荷蘭的安樂死有兩種執行方法，第一種是「由醫生注射藥物」，第二種則是「患者主動服下醫生準備好的致命藥物」。

絕大多數的患者選擇前者，因為前者可以確定自己一定會死；若選擇後者，有時會遇到患者病重無法服藥的情形。

根據荷蘭政府在二〇一二年做的調查結果，癌症患者選擇安樂死的比例達百分之七十七點六，失智患者僅有百分之一。換句話說，確定生命即將走到盡頭的患者大多數會選擇安樂死。

原則上提出安樂死申請必須是自發性，而且經過深思熟慮，加上審查委員會公開表示「我們會審慎評估失智患者申請安樂死的案件」，因此只有初期失智患者提出申請，才有可能通過審核。

除了一般的「第二意見」之外，患者還要經過專業的老年科醫生和精神科醫生問診評估。重度失智患者很難做到「自發性且經過深思熟慮後提出申請」這件事，即使如此，仍有通過安樂死審查的案例。

選擇安樂死的初期失智患者都是熟知失智症的人，他們害怕自己到最後失禁、迷路，造成家人負擔，也害怕失去自己的尊嚴，因此很早就以書面文字表達自己的意思。他們不會受到周遭壓力，執行安樂死的前一週仍決定貫徹意志，毫不動搖。重度失智患者必須接受二十四小時的照顧，到最後還會完全忘記自己的家人。那名通過安樂死審查的重度失智患者很排斥住在照顧機構，也認為既然死亡是無法避免的結局，不如在完全忘記家人之前結束自己的性命。

因此他在與醫生會談諮詢時，雖然無法自發性地提出申請，但該患者過去七年一直表明想要安樂死的態度，家人也支持患者的想法，加上患者本身承受太多痛苦，醫生最後決定讓他進行安樂死。尊重患者意願是我們應該學習的地方。

比起以失智患者無法自主判斷為由，家人任意幫患者做決定，這樣的方式更為適當。尊重患者意願，與家屬、醫生進行無數面談和諮商，需要填寫的文件也多到難以想像。不只是制度完備，荷蘭這個國家貫徹的個人主義也是重點所在。

我媽媽的臨終筆記本記錄著她本人的意願。她已經決定不接受任何維持生命跡象的治療，盡可能在家生活。

她每年都在奶奶忌日那天更新內容，我也會向她確認最新的想法。不過，如果媽媽想要安樂死，我是否能平心靜氣地與媽媽討論？

我想了想，我可能做不到。

因為我希望媽媽活下去。要是媽媽選擇安樂死，我一定會說服她，我們所有家人都不希望她安樂死。我會這麼想是有原因的。

因為我曾親眼目睹奶奶恐懼自己死期將至的瞬間。

某天，奶奶從醫院病床上掉下來，導致大腿骨骨折時準備動手術。全身麻醉前，麻醉醫生跟我們說，一萬人中有八人會在麻醉過程死亡。

換算下來，全身麻醉的致死率是萬分之八，我沒想到全身麻醉的風險竟然這麼高！當時奶奶在病房不安地對我說：「我這次可能會死掉。」聽說麻醉沉睡的感覺很接近死亡。罹患重度失智症的奶奶察覺自己可能會死之際，顯現出極度不安的感覺。即使失智症愈來愈嚴重，還是看得出患者對於死亡的恐懼，因此我不希望媽媽最後深陷這種死亡的恐懼離開我們。

為了避免過度醫療，浪費資源，日本一直有「尊嚴死」的想法，讓患者在迎接死亡時還能保有自己的尊嚴。

可惜一直沒能順利立法。不過，日本尊嚴死協會推動「生前遺囑（living will）」，鼓勵民眾以書面形式列出自己對臨終護理的想法。

主要是希望當自己罹患不治之症，喪失意識或是沒有判斷能力實，就能以自己希望的方式迎向死亡。

但目前的日本「生前遺囑」並沒有法律效力，因此儘管有寫下，患者仍不一定能依照自己希望的方式死去。

53 從這個角度看，失智者是幸福的

臨終關懷之母伊麗莎白・庫伯勒・羅斯（Elisabeth Kübler-Ross）在一九六六年出版了《論死亡與臨終》（On Death and Dying）。她訪問了超過兩百名邁向死亡的患者，發現了人接受死亡的過程。接下來，我將與各位分享在這本被譽為臨終醫療聖經的經典中，統整出的「**臨終前五階段論**」。

第一階段是「**否認與孤立**」。患者認為自己不應該死。

第二階段是「**憤怒**」。患者對於自己為何要面臨死亡感到憤怒。

第三階段是「**討價還價**」。

患者會在這個階段向上祈求，說自己願意付一切代價延續生命。

第四階段是「憂鬱」。

患者發現自己向上蒼祈求的心願並未實現，墜入絕望的深淵。

第五階段是「接受」。

患者最終會接受死亡的事實。「接受」不是幸福的階段，而是毫無情緒，以平靜的心迎接人生最終休息時間的狀態。

所有患者都有一個特性，那就是從第二階段到臨終前都抱持著希望。即使在絕望的階段，心中還是有著一絲希望。

與臨終前五階段相似的「失智照護者必經四大心路歷程」

臨終前的五個階段與我在前一本書介紹過的「失智照護者必經四大心路歷程」極為相似。失智照護者必經四大心路歷程如下：

・**第一階段是「困惑、否定」。**
・**第二階段是「混亂、憤怒、拒絕」。**
・**第三階段是「下決定或放棄」。**
・**第四階段是「從人性與人格層面理解一切」。**

當照顧者不斷「否定」家人罹患失智症的事實，就會被毫無改變的現狀感到「憤怒」，進而陷入「混亂」狀態。總有一天照顧者會做出決定，接受失智症的一切。整體來說，前兩階段與「臨終前的五個階段」完全相同。

我在前一本書已經提過，照顧者必須了解這個過程，朝下一階段努力。不過，當自己面臨死亡，從第三階段以後，就會開始求神問卜，在絕望的深淵中徘徊，迎接最後一刻的到來。**如果能在照顧失智家人的經驗中學習，了解人在面臨死亡時經歷的過程，就能有效運用自己往後的人生。**或許還是會經歷否定、混亂的過程，不過，這一次你明白有些事你還無法做決定。

若失智家人沒有「明確意識到」臨終前的五個階段，各位不妨正面看待這件事。如果腦袋太清楚，一定會經歷求神問卜、喪失情感等階段，導致情緒低落。換句話說，腦袋變得不清楚的失智患者不會經歷「臨終前的五個階段」，這對他們來說可說是最幸福的一件事。

54

「努力活在當下」有效揮別不安

「不管過去和未來，聚焦現在這一刻！」

這是熱銷超過百萬冊的《被討厭的勇氣》（岸見一郎／鑽石社）裡的一個章

節，也是我的座右銘。從事失智照護，讓我對這一節深有同感。

每次看到失智患者，就覺得他們真的活在當下。忘掉剛剛生氣的事，也不清楚明天要做什麼。即使如此，他們就在當下，而且努力活在當下。

有些失智照護者「很擔心自己的未來，不知道今後該怎麼辦？」我剛開始同時照顧奶奶和媽媽時，也不知道這樣的情形會持續多久。

多虧《被討厭的勇氣》裡的那個章節讓我轉念，對未來惶惶不安是浪費現在的行為。人生只有一次，而且比我們想像中短。每個瞬間過了就過了，不會再回頭。若你快被擔心未來的不安情緒給壓垮，不妨想想現在能做什麼。

沒人知道失智家人的病情未來將如何變化，既然如此，不如做好這一刻能做的事。說不定照顧者明天就變成被照顧的對象，沒有人可以躲過死亡與病痛。

失智家人雖然變得遲鈍，但活得坦率，身為照顧者，我們經常從他們身上學習到時間有多重要。有些事只有現在才能做。不要事後才後悔當初為什麼不做，聚焦現在這一刻才能慢慢紓解對於未來的不安。

我有幸與《被討厭的勇氣》的作者岸見老師見面，我還特地帶著岸見老師的另一本著作《面對父母老去的勇氣》參加他的演講會，請他簽名。

他對我說：「這是一本很棒的書。」我也這麼認為，所以請他在照護書上簽名。容我引用《面對父母老去的勇氣》中，令我感同身受的內容，作為心得五十四的結尾。

「有些人看到罹患失智症的雙親，發現他們記不起最近的事情，為他們感到惋惜。事實上，活在『此時、此刻』的他們，體現了人類最理想的生存之道。」

失智症給予患者一個忘掉過去，專注於現在的環境。不要緬懷過去，也不要害怕未來的照護生活，請各位好好地活在當下。

55 照顧失智家人才能感受到的「人生幸福感」

美國心理學家馬丁・賽里格曼（Martin E. P. Seligman）認為人生的幸福感有三種，分別是：分別是：**「快樂的人生」**、**「充實的人生」**與**「有意義的人生」**。

「快樂的人生」指的是透過休閒娛樂、美食、運動等，追求肉體上或感覺上的幸福。缺點是會產生慣性。原本只要一顆小鑽石就能感到滿足，到後來必須擁有大鑽石才能罷休。「充實的人生」指的是過著全力投入工作、嗜好、養兒育女等事情，幾乎忘了時間的生活。

「有意義的人生」指的是將人生奉獻在必須與他人通力合作才完成的大事上，積極參與社會。貢獻他人，找到人生意義，就能感覺自己活著。這三者之中，人生滿意度最高的是「有意義的人生」。

話說回來，各位認為照護屬於這三種的哪一種？

沒錯，正是有意義的人生。

各位不妨想像一下，若有機會前往災區當志工，你會希望有所回報，還是純粹想為災區盡一份心力？當你做好自己的職責，奉獻自己的心力，一定會深刻感受金錢也買不到的充實感。想要奉獻一己之力的心意，絕對能為自己開創有意義的人生。失智照護也是同樣的道理。

失智家人或許不會表達感謝的心意，今後可能也沒有人對你說聲謝謝。

不過，**照護經驗能為你帶來有意義的人生。換句話說，失智家人給了我們照顧者無比珍貴的機會。**

我從罹患失智症的奶奶身上體會到生命與時間的重要性，幫助我察覺到，什麼樣的人生才是有意義的人生。正因如此，我才能藉由照護實現有意義的人生。

結語

下一個目標是「在家實踐安寧照護」

閱讀完本書後，希望對各位有所幫助。

即使讀完本書，時間一久還是會被失智照護的大小事情弄得心浮氣躁。此時不妨為自己設立一個目標，期許自己與別人分享照顧失智患者的經驗，無論對象是朋友或公司同事都可以。**當你越常與他人分享，就能建立一個共同傾訴煩惱的園地，找到解決煩惱的機會，減少因失智照護受苦的人。**

幫助周遭的照顧者，學習到的知識與技能也會深植於自己的記憶。

若只是閱讀書籍，僅能記住其中的百分之十；若與他人分享書中內容，就能記住百分之九十。與他人分享時請勿單方面教導，務必採取彼此對話溝通的模式。讓自己成為幫助他人找到內在答案的助力。

我之所以經營部落格並持續出書，向大眾分享失智症相關資訊，也是基於這個想法。失智照護的最後階段是臨終照護。

我在部落格和書中皆表明「應在失智患者還有清楚的判斷力時，詢問他對於急救措施和治療方針的想法並寫在臨終筆記本上」的態度。不過，各位可知在患者死後，還是有許多選擇。我在照顧奶奶的最後階段還不知道有這些選擇。

奶奶過世後的「商業流程」

晚上八點八分，奶奶停止呼吸後，原本放在病房裡的衣櫃被搬到了會客室。據說是醫院的暗示，希望家屬儘早整理患者遺物。不一會兒，護士會來問家屬：「是否決定好找哪家葬儀社？」由於我的親戚中有人在開葬儀社，我早就跟對方打過招呼，說有需要時會找他，因此我立刻聯絡對方。

儘管顧慮到家屬的心情，但醫院為了避免拖延時間，不可能放任家屬自行處理。我相信他們一定也是在人情和商業考量之中尋找平衡點，完成自己的工作。奶奶的大體在化妝完畢後被送到靈安室，我雙手合十地在後面跟著。最後，葬儀人員將奶奶送至靈堂。這一連串就是奶奶過世後的「商業流程」。

為大體畫的妝稱為「天使妝」。許多患者死後畫的妝都很簡單，有些醫院甚至是用護士個人的化妝品畫的。如果是男性大體，有些醫院可能只用刮鬍刀刮鬍子而已。刮鬍時如果沒抹刮鬍泡沫，刮完後肌膚會很粗糙。大體也是一樣，通常大體運到靈堂時，死者的嘴巴四周會因為內出血看起來黑黑的。

不過，天使妝與上述那些簡單的處理不同，不僅為大體畫全妝，還會剪指甲，做整套的肌膚保養等。實際內容依醫院和患者家屬的希望而異，有些家屬只要看到家人在最後一刻剪指甲就能感到救贖。大多數選擇天使妝的家屬會覺得很值得，並對結果感到滿意。

此外，大多數患者在醫院過世後，身上穿的都是睡衣，但某位服裝公司的前任社長逝世後，醫院遵從本人和家屬意願，幫死者穿上西裝。

我認為提前知道有這麼多選擇，能讓照顧者增加自己在照護過程中的成就感。有些人對於自己無法親自照顧失智家人感到懊悔，但臨終前能為對方付出，也能稍稍安慰自己的心。患者家屬在醫院沒有多餘時間沉浸在自己的思緒裡，但對某些人來說，如此一來也就沒有時間悲傷。但直到現在，我仍對於以充滿商業氣息的方式處理奶奶後事感到後悔。

通常喪家在告別式上要對參加親友和葬儀社人員說：「謝謝你們讓告別式進行得如此順利。」藉此表達感謝。不過，痛失親人的情緒不會隨著告別式結束而消散，情緒會累積在喪家心中，只能靠時間慢慢消化。我是在消化過程中才知道原來還有其他選擇，那時也是我第一次得知天使妝。

在心得四十九登場的佐藤伸彥醫生曾經對我說：「**將家人死後必須處理的事宜全部交給專家，不就是讓我們的所有感官遠離死亡這件事嗎？**」他的說法讓我大為震驚，不禁認真思考未來在照顧媽媽臨終時，是否也要像奶奶那樣採取充滿商業氣息的處理方法。於此同時，我也不希望再有任何人像我一樣感到後悔。

從家人圍繞著長輩遺體的照片中，體會到的感受

最後我想與各位分享一個真實故事，這是我心目中最理想的臨終照護模式。

太平洋橫濱活動中心舉辦了一場失智症治療研究會，會場中的大型螢幕登出一張照片。那是物語診療所盛岡的松嶋大醫生、患者家屬與醫護人員總共十一人，面帶笑容地與患者大體合照的照片。

主講人先向在場民眾道歉：「各位可能會覺得登出這張照片不太得體，在此先向各位致歉。」不過，我相信在場將近五百位民眾一定能從照片中人物的笑容中，深刻感覺到家屬實踐在家安寧照護的想法與成就感，以及持續守護患者到最後一刻的醫生和醫護人員的辛勞等，種種的一切。

我媽媽在臨終筆記本寫著，希望盡可能在家走完人生。那張照片也讓我下定決心，如果可以，我也要實踐在家安寧照護，帶著笑容送走媽媽。原本我只知道

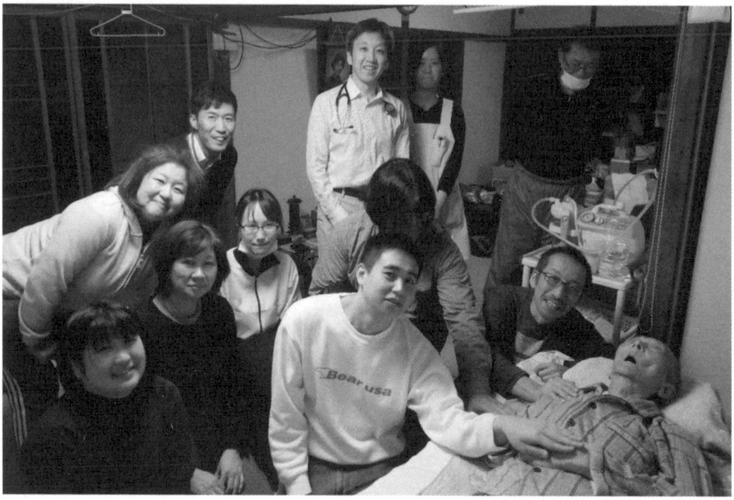

松嶋大醫生（上方中央）、醫護人員、家屬與大體的照片
（照片提供：松嶋大）

充滿商業氣息的制式化喪禮，看到那張照片的那一刻，讓我設立了下一個目標。

我希望各位都能了解，你有很多選擇。

由於我的奶奶是在九十歲過世，我已經做好心理準備，至少還要遠距離照護媽媽十八年。我也跟媽媽的主治醫生表達我想實踐在家安寧照護的想法。

各位可能以為我想達成積極照護的目標，事實上，如果勉強自己，積極照護也會形成負擔。因此我想順其自然，不給自己壓力。誠如先前提過的，人的大腦會特別注意不好的事物，一不小心就會陷入負面思考。我希望避免這一點，不勉強自己，不做無謂的事，在能力範圍內維持現在的照護環境。「若無其事」的精髓在於心正，不偏不倚。不正面也不負面，處於中庸的狀態。

最後，我要感謝協助我完成採訪的每個人，還要感謝從上一本書就一起合作的編輯江波戶裕子小姐。部落格「四十歲以後的遠距離照護」持續更新中，歡迎各位到部落格留言或寫下本書感想。

衷心希望所有跟我一樣照顧失智家人的照顧者，擁有「安定的心靈」，度過平靜安穩的每一天。

今天也要若無其事地過好日子。

工藤廣伸

HealthTree
健康樹 健康樹系列 105

陪伴失智媽媽55則照護筆記

醫生無法教的照護方案，真實日本上班族離職照護失智媽媽的親身經驗分享

医者は知らない! 認知症介護で倒れないための55の心得

作　　者　工藤廣伸
譯　　者　游韻馨
總 編 輯　何玉美
責任編輯　盧羿珊
封面設計　張天薪
內文排版　菩薩蠻數位文化有限公司

出版發行　采實出版集團
行銷企劃　陳佩宜・陳詩婷・陳苑如
業務發行　林詩富・張世明・吳淑華・林踏欣・林坤蓉
會計行政　王雅蕙・李韶婉
法律顧問　第一國際法律事務所　余淑杏律師
電子信箱　acme@acmebook.com.tw
采實ＦＢ　http://www.facebook.com/acmebook

I S B N　978-957-8950-11-5
定　　價　300 元
初版一刷　2018 年 2 月
劃撥帳號　50148859
劃撥戶名　采實文化事業有限公司
　　　　　104 台北市中山區建國北路二段 92 號 9 樓
　　　　　電話：02-2518-5198
　　　　　傳真：02-2518-2098

國家圖書館出版品預行編目資料

陪伴失智媽媽55則照護筆記：醫生無法教的照護方案,真實日本上班族離職照護失智媽媽的親身經驗分享 / 工藤廣伸著；游韻馨譯. -- 初版. -- 臺北市：采實文化, 民107.02
　面；　公分. -- (健康樹系列；105)
譯自：医者は知らない!：認知症介護で倒れないための55の心得
ISBN 978-957-8950-11-5 (平裝)
1. 老年失智症 2. 照顧者 3. 通俗作品

415.9341　　　　　　　　　　　　106025101

采實出版集團
ACME PUBLISHING GROUP

廣	告	回	信
台北郵局登記證			
台北廣字第03720號			
免	貼	郵	票

采實文化 ACME PUBLISHING **采實文化事業股份有限公司**

10479台北市中山區建國北路二段92號9樓

采實文化讀者服務部　收

讀者服務專線：(02) 2518-5198

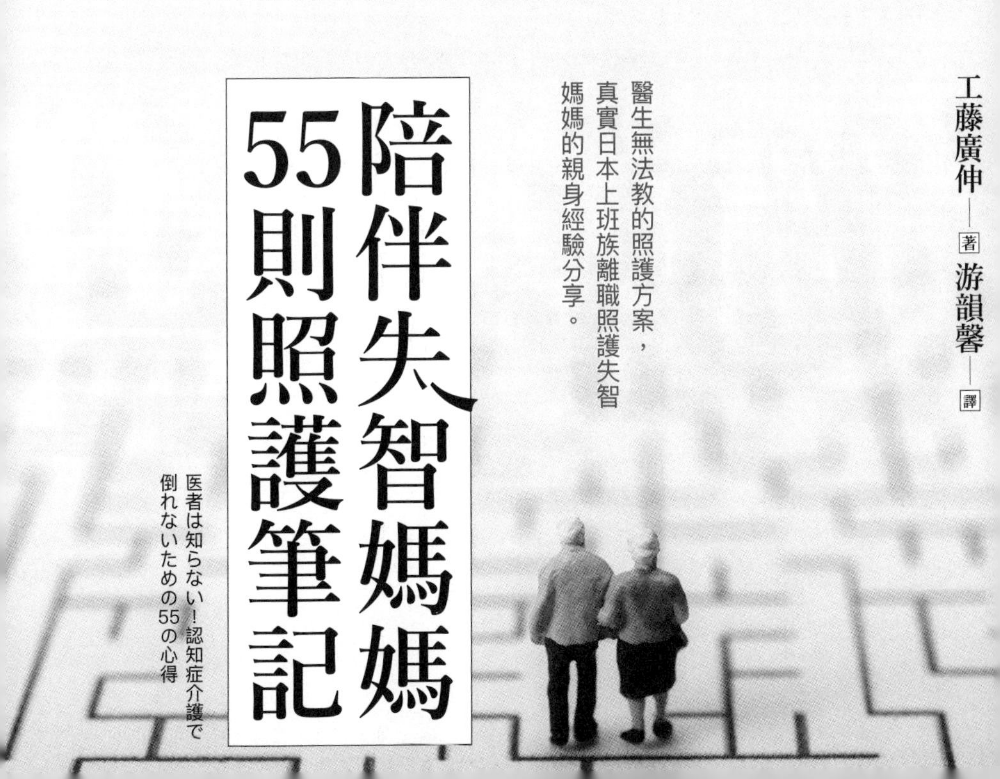

工藤廣伸 著
游韻馨 譯
醫生無法教的照護方案，
真實日本上班族離職照護失智
媽媽的親身經驗分享。
陪伴失智媽媽
55則照護筆記
医者は知らない！認知症介護で
倒れないための55の心得

HealthTree 健康樹 **系列**專用回函

系列：健康樹系列105
書名：陪伴失智媽媽55則照護筆記

讀者資料（本資料只供出版社內部建檔及寄送必要書訊使用）：

1. 姓名：
2. 性別：☐男　☐女
3. 出生年月日：民國　　年　　月　　日（年齡：　　歲）
4. 教育程度：☐大學以上　☐大學　☐專科　☐高中（職）　☐國中　☐國小以下（含國小）
5. 聯絡地址：
6. 聯絡電話：
7. 電子郵件信箱：
8. 是否願意收到出版物相關資料：☐願意　☐不願意

購書資訊：

1. 您在哪裡購買本書？☐金石堂（含金石堂網路書店）　☐誠品　☐何嘉仁　☐博客來　☐墊腳石　☐其他：＿＿＿＿＿＿＿＿＿（請寫書店名稱）
2. 購買本書的日期是？＿＿＿年＿＿＿月＿＿＿日
3. 您從哪裡得到這本書的相關訊息？☐報紙廣告　☐雜誌　☐電視　☐廣播　☐親朋好友告知　☐逛書店看到　☐別人送的　☐網路上看到
4. 什麼原因讓你購買本書？☐對主題感興趣　☐被書名吸引才買的　☐封面吸引人　☐內容好，想買回去試看看　☐其他：＿＿＿＿＿＿＿＿＿＿＿＿＿＿＿（請寫原因）
5. 看過書以後，您覺得本書的內容：☐很好　☐普通　☐差強人意　☐應再加強　☐不夠充實
6. 對這本書的整體包裝設計，您覺得：☐都很好　☐封面吸引人，但內頁編排有待加強　☐封面不夠吸引人，內頁編排很棒　☐封面和內頁編排都有待加強　☐封面和內頁編排都很差

寫下您對本書及出版社的建議：

1. 您最喜歡本書的哪一個特點？☐健康養生　☐包裝設計　☐內容充實
2. 您最喜歡本書中的哪一個章節？原因是？

＿＿＿＿＿＿＿＿＿＿＿＿＿＿＿＿＿＿＿＿＿＿＿＿＿＿＿＿＿＿

＿＿＿＿＿＿＿＿＿＿＿＿＿＿＿＿＿＿＿＿＿＿＿＿＿＿＿＿＿＿

3. 您最想知道哪些關於健康、生活方面的資訊？

＿＿＿＿＿＿＿＿＿＿＿＿＿＿＿＿＿＿＿＿＿＿＿＿＿＿＿＿＿＿

＿＿＿＿＿＿＿＿＿＿＿＿＿＿＿＿＿＿＿＿＿＿＿＿＿＿＿＿＿＿

4. 未來您希望我們出版哪一類型的書籍？

＿＿＿＿＿＿＿＿＿＿＿＿＿＿＿＿＿＿＿＿＿＿＿＿＿＿＿＿＿＿

＿＿＿＿＿＿＿＿＿＿＿＿＿＿＿＿＿＿＿＿＿＿＿＿＿＿＿＿＿＿